COMPTE-RENDU

DE L'ÉTAT

DE

L'ENSEIGNEMENT

MÉDICAL

ET DU SERVICE DE SANTÉ CIVIL ET MILITAIRE

DE L'ÉGYPTE

Paris. — Imprimerie de L. MARTINET, rue Mignon, 2.

COMPTE-RENDU

DE L'ÉTAT

DE

L'ENSEIGNEMENT

MÉDICAL

ET DU SERVICE DE SANTÉ CIVIL ET MILITAIRE

DE L'ÉGYPTE

AU COMMENCEMENT DE MARS 1849

PAR

A.-B. CLOT-BEY

Inspecteur général et président du Conseil de santé

PARIS

VICTOR MASSON, LIBRAIRE-ÉDITEUR

17, PLACE DE L'ÉCOLE-DE MÉDECINE

1849

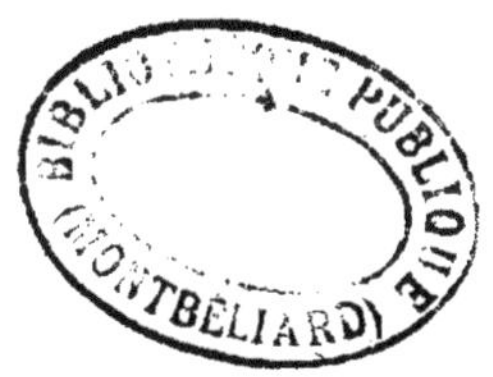

AVANT-PROPOS.

Au moment de quitter l'Égypte, je crois de mon devoir de présenter au gouvernement que j'ai servi un compte rendu de l'état dans lequel je laisse le service médical civil et militaire, dont j'avais la direction, ainsi que l'École de médecine et l'École d'accouchement.

Ce rapport offrira à l'administration un tableau résumé de cette importante branche du service public.

Si l'œuvre à laquelle je me suis voué n'a pas reçu tout le développement dont elle était susceptible, j'ai la confiance du moins que les principales difficultés ont été surmontées. Je fais les vœux les plus ardents pour que des établissements d'une aussi incontestable utilité soient conservés, et reçoivent de mes successeurs tous les perfectionnements qu'il ne m'a pas été donné de réaliser moi-même.

Bien que j'éprouve, au terme d'une laborieuse carrière, le besoin de jouir du repos que me réserve la vie de famille, je ne me sépare pas sans un serrement de cœur, on le conçoit, d'institutions que j'ai peut-être le droit de considérer comme mon ouvrage. C'est avec un profond sentiment de regret surtout que je quitte, avant le terme assigné par la nature, l'auguste vieillard dont la confiance n'a jamais cessé de soutenir mes efforts. Pour adoucir la douleur de l'éloignement, j'aurai du moins toujours présents à l'esprit les témoignages de bienveillance dont Mohamed-Ali m'a constamment honoré, et le souvenir de ses bontés me suivra dans ma retraite. Avec lui, pas une preuve de zèle qui ne reçût un encouragement, pas un acte de dévouement qui n'obtînt sa récompense. Entré en 1824 au service égyptien comme médecin et chirurgien en chef de l'armée, j'ai été successivement promu à la dignité de Bey, avec le grade de colonel (mirâlâi); nommé vice-président du conseil de santé, après l'épidémie de 1831 ; élevé aux fonctions d'inspecteur-général et de président du conseil de santé, en 1833, et au rang de général (mirlioua) après la peste de 1835; et j'ai lieu de croire que d'autres faveurs m'étaient réservées. — Si je tiens à énumérer tous ces titres, c'est que je vois un éternel honneur pour moi dans les témoignages de sympathie du grand prince qui a conçu la pensée de donner pour base à la régénération de l'Égypte la propagation des lumières et de l'instruction.

En m'acquittant envers Mohamed-Ali de ce tribut de reconnaissance et de vénération, je suis heureux de n'emporter d'Égypte que des sentiments de gratitude pour les

membres de sa famille et en particulier pour la personne
de son petit-fils et successeur. Le vice-roi actuel a su re–
connaître ce qu'il y avait d'honorable et de méritoire dans
un dévouement de vingt-cinq ans à la cause de l'Égypte, et
le firman dont je donne ici la traduction prouvera que de
bons et loyaux services sont un titre à son estime comme
à sa bienveillance.

Traduction d'un firman de Son Altesse Mohamed-Ali,
adressé à Clot-Bey.

La gloire de la nation chrétienne, Clot-Bey, médecin des armées, que sa science dure éternellement !

Vous qui êtes un de mes serviteurs les plus laborieux et les
plus habiles, qui n'avez cessé de montrer la plus grande assiduité
dans l'accomplissement de vos devoirs, et qui avez mérité notre
satisfaction par vos efforts et votre zèle de nous bien connus, à
former dans le passé, et maintenant encore, des élèves en enseignant la médecine aux jeunes gens confiés à vos soins, et en les
instruisant dans les sciences qui ont trait à la santé publique ;

Sachez que par ces motifs, le grade de Bey vous a été donné
tout particulièrement, et que vous avez été nommé et désigné
comme vice-président du conseil de santé.

J'espère ainsi qu'à l'avenir vous appliquerez tous vos soins et
vos efforts à mettre en œuvre le mérite et la science dont vous
êtes doué ; que cette faveur sera pour vous un motif d'acquérir de
la célébrité et d'étendre votre réputation et votre renommée ; que

vous emploierez en outre tout le zèle dont vous êtes capable, à l'enseignement des élèves, et que tout en entretenant de bons rapports avec vos supérieurs les hauts fonctionnaires du ministère de la guerre, vous accueillerez aussi avec douceur et bienveillance les officiers et soldats vos inférieurs.

C'est à cet effet que le présent *Bouïourdou* est émané du divan d'Égypte et de Crète à la résidence d'Alexandrie. S'il plaît à Dieu, empressez-vous d'agir conformément à sa teneur, gardez-vous bien d'y contrevenir.

10 djémasi-aouel 1247 (1832).

Traduction d'un firman de Son Altesse Mohamed-Ali,
adressé à Clot-Bey.

La gloire des grands de la chrétienté, Clot-Bey, médecin en chef des armées égyptiennes, que son zèle dure éternellement !

Venu en Égypte par un effet de la bienveillance évidente du gouvernement français pour ce pays, vous avez montré, comme médecin et chirurgien, un dévouement si honorable, et rempli votre service avec tant de zèle et de talent, qu'en récompense, par une distinction spéciale, vous avez été élevé à la dignité de Bey; l'ambition naturelle à l'homme de mérite qui s'apprécie le rend jaloux d'accroître de plus en plus sa gloire. Vos nobles sentiments à cet égard vous ont fait saisir l'occasion d'une mission analogue à votre caractère, et dont vous devez remplir l'objet en vous rendant en France. Il vous est accordé, dans ce but, un congé de cent-vingt jours complets à partir de votre arrivée au port de

Marseille ou à celui de Toulon, jusqu'à votre embarquement pour revenir. Durant tout le temps de votre voyage, votre grade et votre traitement vous seront conservés. Ainsi, Bey, conformément à nos instructions, vous vous mettrez en route pour vous rendre en France, et après vous être acquitté de la mission dont vous êtes chargé, vous reviendrez, dans le terme convenu, reprendre l'exercice ordinaire de vos fonctions.

A cet effet, le présent *Bouïourulta* a été remis entre vos mains pour que vous ayez à vous y conformer.

4 rabi-aouel 1248 (1832).

Traduction d'un firman de Son Altesse Mohamed-Ali,
adressé à Clot-Bey.

La gloire des grands de la nation chrétienne, la colonne des notables de la religion de Jésus, Clot-Bey, que son habileté dure éternellement !

Sachez que vous êtes nommé inspecteur général de tout le service de santé de nos armées de terre et de mer, et que vous êtes chargé de l'examen et de l'inspection, conjointement avec le conseil général de santé, de tout le service et des Écoles de médecine, de pharmacie et vétérinaire.

Et, d'après la fidélité que vous avez montrée jusqu'à présent à notre personne, nous espérons qu'à l'avenir aussi, vous remplirez avec zèle et activité les devoirs des fonctions dont vous êtes investi ci-dessus. C'est à cet effet que le présent *Bouïourdou* a été rendu.

Avec la grâce de Dieu, vous agirez à son reçu conformément à sa teneur, gardez-vous d'y contrevenir.

12 chaoual 1249 (1833).

Traduction d'un firman de Son Altesse Mohamed-Ali, adressé à Clot-Bey.

La gloire des grands de la nation chrétienne, le président du conseil de santé promu au grade de miriloua (général de brigade), Clot-Bey, que son habileté soit éternelle.

L'habileté, les bons services et la fidélité dans toutes les fonctions dont vous avez été chargé jusqu'à présent, et surtout les soins que vous avez donnés aux malades pendant la terrible maladie qui a dernièrement envahi l'Égypte, ayant rendu encore plus manifestes à nos yeux l'éclat de votre zèle et de votre courage ainsi que l'habileté et la capacité qui vous distinguent dans votre art, nous vous avons jugé digne d'être promu immédiatement au rang glorieux sus-désigné.

Et comme le but d'une noble ambition, pour les hommes de mérite, fidèles à l'accomplissement de leurs devoirs, est d'être remarqués, distingués et honorés parmi leurs semblables, sachez que nous vous avons gratifié et honoré du grade sus-désigné, et qu'à partir de la date du présent ordre, vous avez été élevé au rang de miriloua. J'espère que vous déploierez toute l'habileté et le talent dont vous êtes capable dans l'accomplissement du service dont vous êtes chargé, et qu'en toute circonstance vous vous rendrez digne de notre contentement et de notre satisfaction.

C'est à cet effet que cet ordre est émané et remis entre vos mains.

Avec la grâce de Dieu, vous vous conformerez à sa teneur, gardez-vous bien d'y contrevenir.

9 rabi-akhir 1255 (1839).

*Traduction d'un firman de Son Altesse Mohamed-Ali,
adressé à Clot-Bey.*

Mon estimé, chéri et bien aimé Clot-Bey !

Je connais tous les services que vous avez rendus à l'Égypte et la nécessité d'un changement de climat que vous fait sentir votre indisposition. En conséquence, je vous accorde un congé, pour une année, avec vos appointements qui doivent courir comme ci-devant, en vous permettant de voyager partout où vous désirerez, et en vous engageant de retourner à votre poste à l'expiration de ce délai, après avoir obtenu, si Dieu le permet, une pleine guérison et recouvré une parfaite santé.

11 mohaven 1255 (1839).

Traduction d'un firman adressé par Son Altesse Abbas-Pacha, vice-roi d'Égypte, à Clot-Bey, le 10 avril 1849.

Au très honorable, très habile, très distingué Clot-Bey, notre ami fidèle !

Comme vous vous êtes distingué et couvert d'honneur entre tous vos semblables, dans la direction du service de santé, en Égypte, depuis vingt-cinq ans,

Nous avons eu pour agréable de vous accorder, sur votre propre demande, la moitié du traitement annuel qui vous était alloué, pour en jouir, votre vie durant, comme retraite, dans votre pays, suivant votre désir. Si vous veniez à mourir avant que les enfants que vous avez maintenant aient atteint leur majorité, je leur donne comme gratification, jusqu'à cette époque, le quart de votre traitement annuel.

Et aussi, eu égard à vos bons services, je vous laisse, à titre de récompense, l'insigne en diamant de général de brigade (lioua-nichâni) dont vous êtes porteur.

Un ordre émané de nous vient d'être adressé par écrit à Son Excellence Hassan-Pacha, ministre de la guerre, pour l'exécution du présent.

Je vous écris ceci pour vous faire connaître ces dispositions et afin que vous désigniez un procureur auprès du ministère de la guerre, pour toucher, à compter de ce jour, votre traitement de retraite sur les bases établies ci-dessus.

17 djémasi aouel 1265.

Cachet de S. A. le vice-roi.
ABBAS HUKMI.

PREMIÈRE PARTIE.

ORGANISATION DE L'ÉCOLE DE MÉDECINE.

I.

Difficultés qu'il a fallu vaincre.

Pour apprécier avec justesse l'organisation de l'École et ses résultats, il faut songer qu'elle fut la première créée, et qu'en second lieu son établissement devait rencontrer les plus grandes difficultés :

1° Dans l'importance et le caractère spécial des études ;

2° Dans l'impossibilité de trouver, au début, des élèves préparés à un enseignement de cette nature ;

3° Dans les préjugés qui s'élevaient contre l'anatomie humaine ;

4° Dans la double difficulté de trouver des hommes capables de traduire des traités de médecine français en arabe, et de créer dans cette langue une technologie médicale ;

5° Dans le manque d'un personnel enseignant, et l'absence d'un matériel.

II.

Système collégial appliqué à l'École.

L'organisation d'une École de médecine en Égypte, bien que calquée sur l'organisation des écoles d'Europe, devait subir néanmoins plusieurs modifications fondamentales. Ainsi, il n'eût pas été possible de se procurer des élèves, si le gouvernement ne les eût recrutés lui-même, et s'il n'eût pourvu, non seulement à leur entretien, mais encore à tous leurs besoins. Dès lors, il dut venir à la pensée du fondateur d'adopter le système collégial, qui, du reste, a une grande supériorité sur les établissements libres, surtout dans un pays où l'instruction, encore peu appréciée, devait en quelque sorte être imposée.

III.

Annexion de l'École de médecine au grand hôpital.

Le système de casernement une fois admis, il devint urgent de mettre à la portée des élèves les différents moyens d'instruction pratique qui, en Europe, sont ordinairement indépendants des Facultés. C'est ainsi que l'on annexa à l'École un grand hôpital, un amphithéâtre de dissection, des cabinets de physique, d'histoire naturelle, un jardin botanique, un laboratoire de chimie et le laboratoire de la pharmacie centrale. L'école de pharmacie se trouva ainsi, par une heureuse innovation, réunie à l'École de médecine.

IV.

Doctrines de l'École de Paris adoptées comme base de l'enseignement.

Pour prévenir l'inconvénient, assez fréquent en Europe, de la diversité et de l'opposition des théories professées, il fut convenu que l'enseignement se ferait d'après les doctrines et la philosophie de l'École de Paris, et qu'on prendrait pour guides les ouvrages des professeurs de cette illustre Faculté.

V.

Nombre d'élèves que l'École devrait entretenir.

A l'époque de la création de l'École de médecine, le gouvernement ne songea qu'à former des officiers de santé pour l'armée; dès lors on crut que 100 élèves suffisaient. Quand, plus tard, on voulut avoir des médecins civils, le nombre fut porté à 300. Après les événements de 1840, des motifs d'économie ne tardèrent pas à le faire réduire de plus de moitié : il est actuellement de 150, savoir, 125 pour la section de médecine et 25 pour la section de pharmacie. Pour déterminer le nombre des élèves d'une manière rationnelle, il convient de prendre pour base le chiffre de la population, d'après les tables de recensement : en évaluant ce chiffre à 5 millions répartis en 5,000 villes ou villages, et en calculant qu'il faut au moins un médecin pour 3,000 âmes et un pharmacien pour 10,000 , il en résulte qu'on a besoin, pour le service de toute l'Égypte, de 1,600 médecins et de 500 pharmaciens.

La durée des études étant fixée à six ans, et le nombre des élèves entretenus à l'École étant de 300 pour la médecine et de 60 pour la pharmacie (compte tenu des non-valeurs estimées à 10), il sortirait annuellement 42 médecins et 8 pharmaciens. On pouvait espérer, après trente années, faire jouir le pays des bienfaits de la médecine. Ce terme expiré, on réduirait le nombre des élèves.

VI.

Travaux des traducteurs.

Les professeurs nationaux, chacun dans leur spécialité, sont chargés de la traduction des ouvrages français en arabe. A la fin de chaque année scolaire, le jury d'examen fait le choix des livres dont la version doit être faite. Les traités élémentaires étant achevés, on a entrepris les monographies. Ainsi s'accroît annuellement la bibliothèque de l'École (1).

Il serait à désirer que le gouvernement encourageât les traducteurs en leur accordant des primes en raison de l'importance de leurs travaux; on pourrait alors compter sur quinze ou vingt volumes de traductions par an.

On a rencontré, dès le principe, les plus grandes difficultés pour la création du langage technique moderne, qui ne se trouvait pas dans les anciens auteurs arabes. Ces difficultés ont été vaincues de la manière la plus heureuse par le concours des ulémas et des traducteurs, qui forment en quelque sorte une académie de traduction, et elles sont tout à fait aplanies, maintenant que le vocabulaire est achevé, pour ceux qui possèdent bien les deux langues.

L'École a toujours été en avance des traductions ; leur impression se trouve retardée, l'imprimerie de Boulaq ne pouvant pas suffire à tous les travaux typographiques.

Afin de tenir constamment au courant de la science les élèves de l'École, les médecins et les pharmaciens employés dans les différents services, il est fait un résumé des articles les plus importants des différents journaux scientifiques de l'Europe. On en forme un cahier qui est imprimé et distribué chaque mois.

VII.

Répartition des matières de l'enseignement.

Les matières de l'enseignement sont réparties entre huit cours, dirigés par huit professeurs ; chaque professeur est assisté par un adjoint et un répétiteur.

Les cours communs aux élèves en médecine et en pharmacie sont :

La physique,

La chimie,

L'histoire naturelle des médicaments,

La toxicologie et la pharmacie.

Et spécialement pour les élèves en médecine :

L'anatomie générale et descriptive,

La physiologie,

La pathologie générale et clinique interne,

La pathologie et clinique chirurgicales,

Les opérations, bandages et appareils,

La pathologie et clinique ophthalmologiques,

Les maladies de la peau,

La syphilis,

L'hygiène,

La médecine légale,

Les accouchements.

VIII.

Service de l'hôpital fait par les professeurs.

Les professeurs, tous nationaux, sont tenus, outre leurs leçons, de faire un service à l'hôpital : les médecins, dans les salles des malades, les pharmaciens à la pharmacie centrale, à la pharmacie de l'hôpital et au laboratoire de chimie ; ce qui apporte une très grande économie et présente plusieurs avantages pour l'instruction.

Les professeurs adjoints représentent ici les agrégés de nos Facultés, et ils sont, de plus, préparateurs des cours et chefs de clinique.

La création des répétiteurs est une innovation qui donne les meilleurs résultats ; car en reproduisant les leçons qu'ils ont entendues à l'amphithéâtre, ces répétiteurs facilitent ou complètent par leurs explications l'intelligence des choses qui n'ont pas été comprises par les élèves.

IX.

Nécessité d'une instruction préparatoire.

A la fondation de l'Ecole, il existait une section préparatoire dont le programme embrassait la langue française, les mathématiques élémentaires, la géographie et l'histoire. Ce n'était qu'après un an que les élèves commençaient l'étude de la physique, de la chimie, de la botanique et de la zoologie, pour se livrer ensuite à celle de la médecine et de la pharmacie. Ils continuaient néanmoins d'apprendre la langue française jusqu'à leur sortie, et devenaient ainsi capables de lire, de comprendre et de traduire les ouvrages scientifiques.

Cette section préparatoire fut dissoute lors de la création de l'école des langues; mais cette dernière institution n'ayant pas fourni un assez grand nombre d'élèves pour suffire aux besoins de toutes les écoles spéciales, il serait à désirer que l'on restituât, comme primitivement, la section préparatoire, ou bien que l'école des langues fût mise en mesure de donner annuellement à l'École de médecine un nombre suffisant de jeunes gens.

X.

Durée des études.

La durée des études médicales et pharmaceutiques doit être au moins de six ans, afin d'avoir des sujets assez instruits dans la théorie et dans la pratique pour exercer avec succès les deux parties de l'art de guérir.

XI.

Des examens annuels et des vacances.

A la fin de chaque année scolaire, ont lieu des examens généraux pour toutes les classes. Ces examens ont toujours été très rigoureux. Ils ont été présidés, il y a deux ans, par le docteur Franc, professeur agrégé de la Faculté de Montpellier, et l'année dernière, par le docteur Willemain, médecin sanitaire envoyé par le gouvernement français en Égypte. Ces médecins ont rédigé eux-mêmes les questions tirées au sort par chaque élève. On jugera de l'importance de ces questions et de la manière dont il y a été répondu par le tableau ci-annexé, où elles sont inscrites (2).

La même rigueur et la même sévérité ont présidé aux épreuves des années précédentes. On a dû fixer pour les examens la dernière quinzaine du mois de Chaâban, qui précède celui de Ramazan, mois consacré au jeûne et à des pratiques religieuses : la reprise des cours a lieu le 15 Chaoual, ce qui porte la durée des vacances à deux mois.

XII.

Nécessité de donner de la publicité aux examens.

Dès la création de l'École d'Abbou-Zabel, le directeur, s'emparant de tous les moyens d'ouvrir le cœur de ses élèves aux nobles sentiments, et pénétré de la nécessité de relever à leurs yeux, comme à ceux de leurs compatriotes, la dignité et l'importance de la science, donna aux examens la plus grande publicité. Tous les hauts fonctionnaires, le corps des ulémas, les consuls, les étrangers de distinction y étaient invités. Les élèves qui avaient mérité de passer d'une classe à l'autre étaient proclamés à la dernière séance, et ceux qui avaient obtenu des grades en recevaient les insignes. Cet usage s'est maintenu pendant les huit années que l'École est restée à Abbou-Zabel ; mais on l'a laissé tomber en désuétude depuis la translation de l'établissement au Caire, bien que cette dernière circonstance permît au contraire de donner plus d'éclat et de solennité à cette cérémonie. Ce puissant mobile étant venu à manquer, les élèves n'ont plus attaché autant d'importance au résultat des épreuves, et le public s'est moins occupé d'une institution bienfaisante et civilisatrice.

XIII.

Passage d'une classe à l'autre.

Les examens annuels ont pour objet de constater les progrès que les élèves ont faits dans le cours de l'année, et de régler leur passage d'une classe à l'autre. Tous ceux qui ont obtenu les annotations *bien* et *très bien*, passent à la classe supérieure; les élèves qui ont eu *médiocre* ou *mal* restent dans la même classe.

XIV.

De la sortie des élèves.

Nous avons déjà dit que les élèves sortaient de l'École à la fin de la sixième année, et à l'époque des examens généraux. Les besoins du service ont souvent entraîné la fâcheuse nécessité de s'écarter de cette règle.

XV.

Renouvellement des élèves.

Le renouvellement des élèves devait se faire à la fin de chaque année scolaire, proportionnellement au nombre des sortants, ce qui eût entraîné par année l'admission du sixième à peu près des étudiants composant l'École. Mais ce renouvellement ne s'est jamais opéré d'une manière régulière. Les sujets entrants, au lieu d'arriver simultanément et à l'ouverture des cours, viennent par petites fractions et à des époques différentes, circonstances fort préjudiciables aux études. Il y a urgence à faire cesser un pareil inconvénient.

XVI.

Choix des professeurs.

Les professeurs d'une école de médecine doivent réunir à une grande instruction théorique une pratique solide et étendue. Ceux qui occupent aujourd'hui ces places, après avoir achevé leurs études en Égypte, avaient été passer cinq années à Paris, pour y obtenir le titre de docteur. A leur retour, ils furent employés d'abord comme professeurs adjoints, et ne devinrent professeurs titulaires qu'après un noviciat de cinq ans. Il est à désirer qu'à l'avenir on exige les mêmes garanties des sujets destinés au professorat, qu'on envoie chaque année en Europe deux élèves des plus distingués entre ceux qui ont achevé leurs cours et connaissant bien le français, pour y perfectionner leurs études médicales ou pharmaceutiques, et y recevoir le diplôme de docteur : de cette manière il y aurait constamment douze sujets à Paris. Ce serait un moyen infaillible d'assurer à l'École une succession non interrompue de professeurs capables d'en maintenir et d'en accroître la prospérité.

XVII.

Instruction pratique.

Afin de donner aux élèves une instruction pratique solide, nous eûmes la pensée, comme il a déjà été dit, d'annexer l'École à un grand hôpital; et pour obtenir le plus d'éléments possible de pratique, nous sollicitâmes la faveur de recevoir dans cet établissement des malades appartenant à toutes les classes. Il fut enjoint, en conséquence, à tous les médecins des hôpitaux civils et militaires de l'Égypte, d'envoyer à l'hôpital d'instruction tous les individus offrant des cas graves qui pouvaient être transportés sans danger. On verra, par le relevé des cliniques de ces deux dernières années, jusqu'à quel chiffre s'élève le nombre des malades traités, les opérations pratiquées et quels sont les résultats obtenus (3).

La renommée de l'École ne s'est pas limitée à l'Égypte, elle s'est étendue en Grèce, en Syrie, en Arabie; et chaque année on voit des malades venir de ces différentes contrées pour se faire traiter par les médecins de l'École du Caire ou pour subir quelque grande opération de chirurgie.

XVIII.

Désir exprimé de voir l'École de médecine du Caire érigée en Faculté.

Les jeunes médecins indigènes formés en Égypte ont souvent exprimé le désir de voir l'École de médecine du Caire érigée en

Faculté, surtout depuis que celle de Constantinople, qui est sa sœur cadette, confère à ses élèves le titre de docteur. Nous avons constamment résisté à cet entraînement d'amour-propre, convaincu que nous sommes que ce titre honorable n'ajouterait rien au savoir, et qu'il se trouverait souvent compromis, étant accordé à des sujets qui, bien que possédant les connaissances nécessaires pour le mériter, ne sauraient pas toujours conserver la tenue qu'il exige. Le gouvernement n'a pas encore assez fait pour placer les médecins nationaux dans une condition assez élevée et telle qu'ils puissent porter dignement la toge doctorale. Les certificats d'études délivrés par l'École nous paraissent suffisants, jusqu'à réalisation du projet qu'avait formé S. A. Mohamed-Ali, de créer en Égypte une université à l'instar de celles d'Europe.

XIX.

Surcroît de fonctions imposé aux professeurs.

Outre leurs fonctions dans l'enseignement, leur service à l'hôpital et les travaux de traduction, l'administration impose encore aux professeurs de l'École d'autres devoirs. Ainsi, le professeur de chimie est inspecteur de la monnaie; le professeur de pharmacie est chargé des analyses des salpêtres pour la poudrerie et l'exportation; le professeur de botanique, outre l'enseignement de cette science et les soins du jardin, est en même temps directeur et préparateur du cabinet de zoologie; le professeur de pathologie et de clinique chirurgicale fait partie du conseil de santé, et celui d'ophthalmologie est attaché comme médecin à la maison du vice-roi.

Ce surcroît de fonctions qui *ne sont point rétribuées* doit, on le conçoit, enlever aux professeurs un temps précieux qu'ils pourraient consacrer plus utilement à leurs cours : quiconque a plusieurs charges ne peut les remplir toutes également bien.

Ce que nous disons des professeurs, on peut l'appliquer aux membres du conseil de santé. Ceux-ci, en effet, outre leurs fonctions multipliées, sont souvent dérangés de leur service pour des missions spéciales qui les enlèvent pendant plusieurs mois aux travaux qu'ils sont chargés de diriger et dont ils sont responsables.

Il est vrai de dire que ces inconvénients résultent le plus souvent du manque de personnel ; il est également vrai que l'administration, en agissant ainsi, ne fait point un calcul d'économie, mais au moins devrait-elle tenir compte de ces circonstances dans l'appréciation des résultats.

XX.

Matériel dont l'École a besoin.

Nous ne devons pas taire que depuis quelques années l'administration a mis une telle parcimonie dans le budget de l'École, qu'elle l'a constamment laissée manquer des objets les plus nécessaires à l'enseignement :

1° En privant la bibliothèque des publications nouvelles ;

2° En laissant le cabinet de physique dépourvu de beaucoup d'instruments indispensables à l'enseignement de cette science, et en refusant un artiste pour l'entretien et la réparation de ceux qui existent ;

3° En ajournant la formation d'un jardin botanique ;

4° En refusant des fonds pour l'achat d'objets d'histoire naturelle, pour la confection des armoires nécessaires à la conservation de ceux qui ont été donnés ;

5° En n'accordant pas les moyens de former un cabinet de pièces pathologiques naturelles et artificielles ;

6° En refusant de pourvoir aux besoins du laboratoire de chimie, qui manque souvent d'ustensiles et qui réclame des réparations indispensables.

Il est bon que toute la vérité soit connue à cet égard ; loin d'être exagéré, ce que je dis est bien au-dessous de la vérité.

XXI.

Résultats obtenus.

Nonobstant toutes ces causes d'insuccès, cinq années s'étaient à peine écoulées que l'on prit 75 sujets pour le service des hôpitaux de l'armée et de la marine.

Un an plus tard, 12 élèves de choix étaient conduits à Paris, où ils subirent, dès leur arrivée, des examens publics dans le sein de l'Académie de médecine, avec un succès remarquable qui fut constaté par un rapport officiel.

Ainsi, après la sixième année, 87 élèves sur 100 étaient sortis de l'établissement ; le petit nombre des restants servit de moniteurs aux 100 nouveaux venus. Cette seconde série put à peine atteindre la cinquième année, réclamée qu'elle fut par le besoin des armées de l'intérieur, de l'Hedjaz, du Sennâr et de la Syrie.

Quatre autres séries de 150 environ, y compris la série existante, ont suivi les deux premières ; ce qui a donné un total de

800 médecins ou pharmaciens, qui sont sortis ou près de sortir de l'École. De ce nombre, 317 sont répartis dans les différents services (4), 150 sont encore à l'École, quelques uns ont été réformés ; les autres ont succombé aux épidémies de peste, de choléra ou à d'autres maladies.

Une critique sévère jusqu'à l'injustice a été et est encore exercée par des esprits malveillants ou prévenus contre le corps des officiers de santé nationaux. On peut répondre que, hors les cas d'urgente nécessité, cas d'ailleurs fort rares, les élèves ne sont jamais sortis de l'École sans avoir parcouru avec succès tout le programme d'études, et qu'ils n'ont obtenu d'avancement qu'après constatation faite de leur savoir et de leur bonne conduite. Si quelques uns d'entre eux ont mérité des reproches, ce n'est point par incapacité, par ignorance, mais par manque de dignité dans l'exercice de leurs fonctions. Il n'était pas au pouvoir de leurs maîtres de changer entièrement des penchants qui tiennent au caractère national et que les habitudes premières ont fortifiés. A mesure que l'instruction se répandra davantage et que la civilisation fera des progrès, ces penchants et ces habitudes disparaîtront. Il est juste de dire aussi qu'il existe parmi les médecins et les pharmaciens indigènes beaucoup d'excellents sujets qui pourraient à tous égards soutenir le parallèle avec les hommes des autres nations.

Ce ne sont pas seulement des médecins, des pharmaciens, des chimistes plus ou moins habiles qu'a produits l'École ; elle a fait plus encore pour l'avenir du pays en traduisant du français en arabe les ouvrages élémentaires sur les sciences médicales, dont plus de vingt mille exemplaires sont déjà sortis des presses de Boulaq. Je n'ai pas besoin de faire sentir combien ces travaux doivent contribuer à répandre en Orient les lumières et la civilisation. Des collections des ouvrages traduits ont été envoyées à Constantinople, à Alger, à Tunis, au Maroc, en Perse et en Syrie.

Nous osons le dire, ce n'est qu'à force de zèle, de dévouement, de persévérance poussée jusqu'à l'opiniâtreté, et de luttes incessantes, qu'on est parvenu à ces résultats.

Ainsi les principaux obstacles ont été vaincus. Mais pour assurer son perfectionnement et sa durée, l'École a besoin de l'appui soutenu et efficace du gouvernement. Si cette institution est une des gloires du souverain qui l'a créée, son successeur, en assurant son existence future, acquerra des droits plus grands encore à la reconnaissance des peuples qu'il est appelé à gouverner.

DEUXIÈME PARTIE.

ÉCOLE D'ACCOUCHEMENT.

I.

L'école d'accouchement, la première qu'on ait créée en Orient, compte environ douze années d'existence. Ce fut une grande et généreuse pensée, pour un prince musulman, que celle d'élever des femmes à la vie intellectuelle, pour faire servir leur instruction au soulagement des maux qui atteignent particulièrement les personnes de leur sexe, auxquelles la religion et l'état des mœurs permettent difficilement de recourir aux soins des médecins.

L'empire des idées de séquestration était tel, qu'on ne put d'abord avoir pour élèves que des négresses ; mais les maladies causées par l'influence climatérique en ayant fait périr en peu de temps le plus grand nombre, force fut de recourir aux filles indigènes. On parvint, non sans peine, à en réunir 60 que l'on dut prendre bien jeunes, car tout était à faire pour leur instruction.

Voici le plan d'études qui fut adopté, et qui continue à être suivi.

II.

Enseignement préparatoire et accessoire.

Étude de la langue arabe poussée assez loin pour que les élèves puissent la lire et l'écrire correctement. — Étude des quatre règles fondamentales du calcul et des principes de la géométrie nécessaires à l'intelligence de l'obstétrique. — Étude des éléments de cosmographie propres à rectifier et à développer les idées.

III.

Enseignement spécial théorique.

Mêmes matières que celles de l'école d'accouchement de Paris, augmentées d'un cours d'anatomie, de physiologie, de chirurgie ministrante, de matière médicale, de pharmacie, enfin d'un cours sur les maladies des femmes et des enfants.

IV.

Enseignement spécial pratique.

L'école ayant été placée près de l'hôpital des femmes, de la Maternité, et du bureau de vaccination, les élèves font elles-mêmes les accouchements sous la direction d'une maîtresse sage-femme, et, sous la surveillance d'un médecin, les opérations de petite chirurgie, les vaccinations ; elles suivent en outre les cliniques. — En un mot, elles sont tenues aux mêmes devoirs que remplissent les élèves de l'École de médecine dans le grand hôpital de Koserléin.

V.

Personnel enseignant.

L'enseignement préparatoire est confié à un uléma, l'enseignement scientifique à un médecin indigène qui a fait ses études en France ; une sage-femme, élève distinguée de la Maternité de Paris (*), est chargée de la partie théorique et pratique de l'art des accouchements ; elle est assistée d'une adjointe et de plusieurs élèves répétiteurs.

VI.

Durée des études.

L'enseignement comprenant à la fois les études préparatoires et l'instruction spéciale, la durée des études n'a pu être fixée à moins de six ans. — De même qu'à l'École de médecine, les élèves sont soumises au régime collégial.

(*) Mademoiselle Leweillion, qui a remporté le premier prix au concours de la Faculté, joint à une intelligence supérieure une instruction solide et une aptitude remarquable pour l'enseignement.

VII.

Avantages déjà obtenus.

Plusieurs des élèves qui ont achevé leurs études exercent avec succès; d'autres sont attachées aux services sanitaires au Caire, à Alexandrie, à Damiette. Ces dernières sont préposées à la visite des femmes décédées. (Ce soin était confié autrefois à des femmes européennes expertes qui recevaient 500 francs par mois.)

Depuis que le service de la vaccination, au Caire, est fait par des femmes musulmanes, le préjugé contre ce préservatif de la petite vérole s'est éteint, et le nombre des vaccinations qui se font annuellement dans la capitale est, terme moyen, de 6 à 7,000.

Si cette belle institution continue à être protégée, elle donnera les plus heureux résultats, et un corps d'accoucheuses instruites remplacera ces matrones ignorantes, dont la pratique routinière est presque toujours impuissante et souvent funeste.

Les traités sur l'art des accouchements, sur les maladies des femmes et des enfants, et d'autres ouvrages spéciaux, sont traduits, imprimés et mis à l'usage des élèves sages-femmes.

TROISIÈME PARTIE.

I.

Composition du corps médical.

Le service médical se compose actuellement :

1° Du service de la maison et de la famille du vice-roi.

2° Des hôpitaux civils des villes du Caire, d'Alexandrie, de Damiette, de Rosette, de Suez, de Kosséïr, et des chefs-lieux des onze provinces.

3° Des infirmeries, des arsenaux, des chantiers, des écoles et des fabriques.

4° Des ambulances régimentaires.

5° De l'hôpital de la marine à Alexandrie et des infirmeries des navires.

Les provinces sont divisées en huit, dix, douze districts, selon leur étendue et leur population ; à chaque district sont attachés des médecins qui parcourent les villages de leur circonscription pour en reconnaître et constater l'état sanitaire, veiller à l'exacte observation des règles hygiéniques prescrites, pratiquer partout la vaccination, et donner des consultations et des médicaments aux malades, soit dans les hôpitaux des chefs-lieux, soit au dehors. A cet effet, ils portent avec eux deux caisses d'ambulance pourvues par la pharmacie du chef-lieu, qu'approvisionne la pharmacie centrale.

A chaque régiment d'infanterie de quatre bataillons sont attachés 1 médecin-major, 3 aides-majors et 1 pharmacien sous-aide. Chaque régiment de cavalerie a 1 médecin-major, 1 aide et 1 pharmacien sous-aide.

L'organisation médicale de l'armée navale, de même que celle des troupes de terre, a été établie d'après les règlements de la marine française.

TABLEAU DU PERSONNEL EXISTANT.

MÉDECINS EUROPÉENS.

Inspecteur général.	1
Inspecteurs de 1re classe.	3
Inspecteurs de 2e classe	4
Principaux	11
Majors de 1re classe	32
Majors de 2e classe.	6
Aides-majors	3

60

PHARMACIENS EUROPÉENS.

Inspecteurs de 1re classe	2
Inspecteur de 2e classe	1
Principaux	3
Majors de 1re classe.	6
Majors de 2e classe.	4
Aides-majors	12
Sous-aides	8

36

A reporter. 96

Report. . . . 96

MÉDECINS NATIONAUX.

Inspecteur de 2ᵉ classe . . . . 1 ⎫
Principaux . . . . 5 ⎪
Majors de 1ʳᵉ classe . . . . 4 ⎪
Majors de 2ᵉ classe. . . . . 32 ⎬ 255
Aides-majors . . . . 62 ⎪
Sous-aides . . . . 120 ⎪
Aspirants. . . . . 31 ⎭

PHARMACIENS NATIONAUX.

Principal. . . . . 1 ⎫
Majors de 1ʳᵉ classe . . . . 4 ⎪
Aides-majors. . . . . 15 ⎬ 62
Sous-aides . . . . 36 ⎪
Aspirants. . . . . 6 ⎭

Total. 413

II.

Pharmacie centrale.

La pharmacie centrale du Caire, placée près de l'École de
médecine, fournit des médicaments, des instruments, etc., etc.,
à toutes les pharmacies des hôpitaux civils et militaires. Tous les
produits chimiques sortent du laboratoire de l'École; les prépa-
rations officinales se font en grand et servent à l'instruction pratique des jeunes pharmaciens.

III.

Division du corps médical.

En conséquence de la réunion des études médicales et chirurgicales dans l'enseignement, on a dû déroger en partie aux règlements français, et ne diviser le corps médical qu'en deux branches
seulement, savoir : les médecins et les pharmaciens. Chacune de
ces classes renferme les sept grades suivants :

1° Inspecteur de 1ʳᵉ classe.

2° Inspecteur de 2ᵉ classe.

3° Principal.

4° Major de 1ʳᵉ classe.

5° Major de 2ᵉ classe.

6° Aide-major.

7° Sous-aide.

Ces grades furent ainsi établis dans le principe, et nous avons
vu avec plaisir que dans la réforme récente du service de santé
militaire en France on les a fixés à peu près de la même manière.
— Multiplier les grades, c'est multiplier les motifs d'émulation ;
car pour un médecin, comme pour tous les fonctionnaires, rien
n'est plus décourageant que l'immutabilité de position.

La division des grades, la hiérarchie, les règlements, le formulaire, sont les mêmes dans le service civil, dans la marine et dans
l'armée.

IV.

De l'avancement.

L'avancement fut réglé ainsi qu'il suit :

A l'expiration des six années d'études, les élèves sortant devaient obtenir le grade de sous-aide.

Après trois ans de ce grade, ils étaient aptes à recevoir celui d'aide-major;

Après trois autres années, celui de major de 2ᵉ classe;

Après quatre ans, celui de major de 1ʳᵉ classe;

Après cinq ans de ce grade, celui de principal;

Après cinq ans, celui de major de 2ᵉ classe.

Pour le grade d'inspecteur de 1ʳᵉ classe le terme n'est pas fixé.

Dans les différentes promotions on tenait compte de l'ancienneté, mais elle ne dispensait pas de l'examen ou du concours, dont le but principal était d'obliger les officiers de santé à l'étude et aux progrès, par la perspective d'un avancement qui pouvait leur manquer s'ils ne réunissaient aux conditions de temps les conditions de savoir.

Il est à regretter que cet ordre de promotion n'ait pas été suivi au fur et à mesure des vacances d'emplois, et qu'on ait laissé dans le même grade, bien au delà du temps fixé, la plupart des officiers de santé que leur mérite et les services rendus recommandaient autant que l'ancienneté.

L'année dernière surtout, cette disposition fondamentale a reçu une atteinte profonde dans l'arrêté ministériel qui oblige les élèves, à la sortie de l'École, à servir pendant trois ans avec le titre d'aspirant, avant de pouvoir prétendre au grade de sous-aide. Cette disposition est essentiellement préjudiciable aux études et au service. Dans l'École elle porte le découragement au cœur des élèves qui n'entrevoient le grade de *sous-aide* qu'après *neuf années* d'un travail opiniâtre. Hors de l'école, elle blesse l'amour-propre, compromet la dignité de ces officiers de santé placés à côté de sous-lieutenants mieux payés, plus gradés, et partant plus considérés qu'eux, quoique bien inférieurs sous le rapport de l'instruction, de l'importance et de l'étendue du service. Disons aussi que la médiocrité du traitement affecté à la classe des aspirants peut les pousser à commettre des fautes que leur état de gêne excuse et justifie même jusqu'à un certain point.

Cette mesure contraste étrangement avec ce qui se passe à Constantinople, où les élèves sortent de l'école avec les grades de major ou de principal, qui répondent à ceux de chef de bataillon ou de colonel. Nous sommes loin d'approuver ce luxe d'avancement : les deux extrêmes sont également à éviter.

V.

Conseil général de santé.

Un conseil général de santé, composé de trois médecins et d'un pharmacien, a la haute direction du service médical civil et militaire. Il est placé sous l'autorité des ministres de l'intérieur, de l'instruction publique, de la guerre et de la marine, chacun en ce qui le concerne. Les membres du conseil, outre la tenue de leurs séances, inspectent les différentes branches du service, forment les conseils de révision, président aux examens annuels de l'École, et proposent les améliorations qui doivent être apportées dans le service.

La centralisation de toutes les branches du service médical sous une seule autorité est justifiée par le système général d'administration dont le principe est essentiellement unitaire. Ainsi les arsenaux, les ateliers du ministère de la guerre fournissent le matériel, et c'est à la pharmacie centrale que s'approvisionnent tous les établissements civils et militaires. Il n'est pas besoin d'ajouter que sous le point de vue de l'économie, le gouvernement trouve de très grands avantages à cette centralisation, avantages qui se font également sentir en ce qui touche le personnel, puisque selon les besoins, on peut faire passer alternativement les différents sujets d'un service à l'autre.

Dans le principe on ne s'était pas montré difficile sur le choix des médecins, ou, pour mieux dire, l'administration n'avait pas à choisir ; mais lorsqu'une organisation régulière fut établie, on se montra beaucoup plus sévère, et aucun médecin ni aucun pharmacien n'est plus admis aujourd'hui sans être muni de titres authentiques.

VI.

Partie administrative.

Je ne dirai que peu de mots de la partie administrative, qui n'est pas de mon ressort, et à l'organisation de laquelle pourtant j'ai dû concourir. Les règlements des hôpitaux militaires de France furent adoptés avec quelques modifications. — Sous le rapport du mobilier, de la lingerie, des ustensiles et du régime alimentaire, ces règlements ont été très restreints ; en conséquence nos établissements laissent encore à désirer : les bâtiments qui servent aujourd'hui d'hôpitaux n'ayant d'ailleurs pas été construits pour cet usage, on comprend qu'ils ne peuvent remplir toutes les conditions voulues.

Ce qui a nui à la bonne application de ces règlements, c'est l'absence d'un corps d'officiers d'administration et d'un corps d'infirmiers. Il serait à désirer qu'on remplît cette lacune en formant des sujets qui, après avoir fait une étude spéciale de la matière, en suivraient l'application à Koserléin, ce qui constituerait une sorte de noviciat, à la suite duquel ces sujets seraient répartis dans les différents services.

VII.

Avantages que l'Égypte retire du service médical.

Le nombre des médecins que possède l'Égypte est encore insuffisant, puisque pour 4 millions d'habitants il y a à peine 400 médecins étrangers ou nationaux, ce qui n'en donne que 1 pour 10,000 individus, tandis que dans les pays civilisés, en France par exemple, on en compte 1 par 1,000 individus. Cependant ce petit nombre d'hommes de l'art rend des services à la population égyptienne :

1° Dans l'armée et dans la marine, où tous les militaires sans exception sont traités des maladies dont ils sont atteints.

2° Dans les écoles, où les élèves reçoivent également tous les secours de l'art.

3° Il en est de même dans les arsenaux, les fabriques et les chantiers.

4° Dans la ville du Caire, il y a dans les 10 quartiers 10 médecins qui donnent à domicile des consultations et des médicaments gratuits aux indigents, indépendamment des soins que reçoivent les malades qui vont se faire traiter à l'hôpital civil.

Le service des provinces réclame au moins le triple du personnel existant. Alors seulement tous les habitants de l'Égypte pourront jouir des bienfaits de la médecine.

VIII.

Service de la vaccination.

Le service de la vaccination est encore insuffisant pour faire jouir toute la population de ses bienfaits, car chaque vaccinateur a au moins 40 à 50 villages à parcourir, tandis qu'il suffit à peine pour la moitié. Néanmoins la petite vérole a considérablement diminué ses ravages, et l'on n'a plus vu paraître ces terribles épidémies qui avaient lieu presque chaque année et qui enlevaient plus de la moitié des enfants. C'est sans contredit à la vaccination que l'Égypte doit l'accroissement de sa population depuis ces dernières années ; et si ce service reçoit toutes les améliorations dont il est susceptible, la vallée du Nil aura suffisamment d'habitants pour cultiver ses terres fertiles et appeler sur ce sol privilégié l'abondance et la richesse. Ces améliorations consistent principalement à accroître le nombre des vaccinateurs, de manière à ce qu'il y en ait au moins 1 pour 10 villages. Il faudrait pour cela augmenter le nombre des médecins dans les provinces.

IX.

Des chirurgiens-barbiers.

En attendant l'époque assez éloignée où l'Égypte pourra avoir suffisamment de médecins sortis de l'École du Caire, on pourrait mettre à exécution un projet que nous avons présenté depuis long-temps, lequel consisterait à donner aux chirurgiens-barbiers du pays une instruction plus étendue et plus précise que celle qu'ils possèdent. On aurait à leur enseigner en théorie et en pratique ce qui est contenu dans le *Traité de médecine populaire* que nous avons rédigé et qui fut imprimé il y a cinq ans par ordre du vice-roi. Cet ouvrage est divisé ainsi qu'il suit :

Première partie. Description succincte des organes du corps humain et de leurs fonctions (quelques notions anatomiques étant indispensables pour parvenir à connaître les lésions des tissus et les dérangements des fonctions).

Deuxième partie. Précis d'hygiène privée et publique, ou l'art de conserver la santé des individus de tout âge et de toutes conditions, et mesures d'assainissement applicables à l'Égypte.

Troisième partie. Soins à donner aux femmes en couches et aux enfants nouveau-nés.

Quatrième partie. Description des maladies internes les plus fréquentes en Égypte, et leur traitement.

Cinquième partie. Traitement des affections externes ou chirurgicales, telles que les contusions, les plaies, les fractures, les luxations, etc.

Sixième partie. Secours à donner aux individus empoisonnés, asphyxiés par les gaz délétères, aux noyés, à ceux qui ont été mordus par des animaux venimeux, tels que serpents, scorpions, etc., etc.

Septième partie. Recueil de formules, de recettes médicales propres au traitement des maladies décrites dans l'ouvrage.

Je ne me suis point borné à l'exposition des symptômes propres à faire connaître les maladies, à indiquer la manière la plus convenable de les traiter; j'ai encore combattu les préjugés les plus accrédités qui poussent le vulgaire à employer des pratiques et des drogues dangereuses. J'ai surtout fait en sorte que ce livre ne pût jamais devenir un instrument nuisible entre les mains du peuple. Autant que possible je me suis tenu à l'indication des remèdes doux et simples, et si pour le traitement de quelques maladies j'ai dû parler de substances qui, mal employées, pourraient être nuisibles, je n'ai pas manqué de faire connaître les précautions à prendre dans leur emploi.

Ce livre est un résumé des préceptes des meilleurs auteurs, auxquels j'ai ajouté le fruit de dix-neuf années d'expérience en Égypte.

Je l'ai rédigé de manière à être compris par les personnes étrangères à la médecine et à être à la portée de toutes les intelligences.

Pour mettre ce projet à exécution, il faudrait d'abord exiger qu'à l'avenir nul ne fût admis dans la classe des chirurgiens-barbiers s'il ne sait lire et écrire correctement, et s'il n'a passé trois mois à l'École de médecine à suivre les visites et les pansements, et le cours spécial qui sera fait pour eux.

Tous les barbiers exerçant actuellement dans la capitale et dans les provinces, qui n'ont pas atteint l'âge de quarante ans, seraient obligés de venir passer trois mois à l'École par série de 50; pen-

dant ce temps ils seraient logés et nourris aux frais du gouvernement; chacun d'eux recevrait en outre un volume de l'ouvrage de
médecine populaire, et une petite trousse de chirurgie; il leur
serait donné enfin un certificat entraînant le droit d'exercer dans
les limites de leur instruction.

Les chirurgiens-barbiers, malgré cette faible instruction, pourraient néanmoins rendre des services signalés, et être des auxi-
liaires très utiles aux médecins des provinces pour le service
hygiénique, sanitaire, et pour la vaccination.

QUATRIÈME PARTIE.

I.

Bien que l'École de médecine du Caire compte vingt-deux ans d'existence, que son organisation ait reçu l'assentiment des juges les plus compétents, que l'instruction des élèves ait été annuellement constatée par de solennelles épreuves, qu'elle ait fourni aux divers services publics près de 800 médecins ou pharmaciens ; cependant des doutes entretenus par la malveillance ou par l'ignorance des faits, planent encore sur la valeur de son enseignement, sur la capacité des élèves qui y ont été formés, et sur les services qu'elle a rendus et qu'elle est destinée à rendre encore à l'Égypte. Il en résulte que la confiance du gouvernement s'est trouvée affaiblie, et que ses dispositions favorables envers l'institution ont été plus d'une fois neutralisées.

On comprendra que j'aie dû saisir avec empressement l'occasion que m'a fournie la présence au Caire de l'un des plus grands maî-

tres de l'art, M. Lallemand, pour invoquer l'autorité de son juge-
ment sur l'organisation de l'École de médecine et de l'école d'accouchement, sur le mode d'enseignement qui y est adopté, et sur
le mérite des sujets qui y reçoivent l'instruction. En conséquence,
j'écrivis officiellement au ministre de l'instruction publique la
lettre suivante :

« MONSIEUR LE MINISTRE,

» L'Égypte possède en ce moment un des plus célèbres médecins
de l'Europe, le docteur Lallemand, qui a été doyen de la Faculté
de Montpellier, et qui est actuellement membre de l'Institut
national de France.

» Nous désirons que le gouvernement saisisse cette heureuse
circonstance pour inviter l'illustre professeur à examiner dans
tous ses détails l'organisation de l'École de médecine, de l'école
d'accouchement et les diverses branches du service médical.
Personne mieux que lui n'est à même d'éclairer l'administration
et de donner des conseils utiles sur les réformes et les améliorations dont ces institutions seraient susceptibles.

» Nous espérons que Votre Excellence voudra bien prier M. Lallemand de visiter ces établissements et s'entendre avec lui sur la
manière dont il sera procédé aux inspections des écoles et des
hôpitaux. Afin qu'il puisse tout apprécier avec connaissance de
cause, nous présenterons par écrit le tableau général de l'état de
l'enseignement et de la pratique médicale, dont copie sera également remise à Votre Excellence.

» Nous vous prions, monsieur le ministre, de vouloir bien délé-
guer des personnes étrangères à l'École et versées dans la langue
arabe et dans la langue française, afin que le professeur Lallemand

ne puisse avoir aucun doute sur la fidélité de la traduction des examens qu'il pourra être à même de faire subir aux élèves et aux répétiteurs qui ne connaissent pas bien le français.

»Votre Excellence comprendra qu'il est nécessaire et convenable de donner de la solennité à cet acte pour prouver l'importance que le gouvernement y attache, et montrer à l'illustre professeur le cas qu'il fait de sa bienveillante intervention.

»Caire, 2 décembre 1848. »

S. E. Edhem-Bey a répondu à ma demande en faisant une démarche personnelle auprès de M. Lallemand pour l'inviter à vouloir bien visiter les deux écoles et les hôpitaux. Dès lors j'ai cru devoir lui remettre l'exposé de l'organisation de l'École qu'on vient de lire, en lui adressant la lettre suivante : ·

« MONSIEUR LE PROFESSEUR ,

» J'espère que vous accueillerez favorablement la demande que je viens vous adresser.

» J'ai créé en Égypte une École de médecine, une école d'accouchement, et j'y ai organisé le service médical civil et militaire. J'ai apporté à cette œuvre tout ce que j'avais d'intelligence; je me suis appliqué à l'adapter le mieux possible aux besoins du pays et aux ressources qu'il offre : il n'est pas nécessaire que je vous dise les difficultés sans nombre et de tout genre que j'ai rencontrées et que je me suis efforcé de surmonter en déployant tout le zèle, le courage et la persévérance dont je suis capable. Je suis loin de croire pourtant que tout soit fait et que ces institutions aient atteint le perfectionnement dont elles sont susceptibles.

» Ces motifs me font désirer de profiter de votre présence au

Caire pour vous demander l'assistance de vos lumières et de vos conseils, que je réclame à titre de confrère, de compatriote et d'ami, et au nom de l'humanité et de la science; car l'École de médecine d'Égypte est destinée, non seulement à procurer les secours de l'art bienfaiteur aux quatre millions d'habitants qui occupent la vallée du Nil, mais encore à faire revivre les connaissances médicales dans le pays qui en fut le berceau.

» Les améliorations que vous conseillerez marqueront votre passage en Égypte, et votre nom, que la traduction de vos ouvrages et la transmission de vos doctrines ont si bien fait connaître aux élèves et aux professeurs de notre École, acquerra de nouveaux droits à leur reconnaissance et à leur vénération.

» Pour que vous soyez mieux préparé à juger ce qui a été fait jusqu'à ce jour, j'ai l'honneur de vous adresser un aperçu de l'état de l'enseignement et de l'organisation du service médical. Afin qu'il ne puisse naître dans votre esprit aucun doute sur la fidélité de la traduction des réponses qui vous seront faites par des élèves peu exercés à parler le français, j'ai prié le ministre de vous faire accompagner par des personnes instruites dans les deux langues et étrangères à l'École, qui suivront l'interprétation des professeurs.

» Je vous prie encore, quelle que soit l'impression que vous aurez reçue dans ces examens, de vouloir bien la faire connaître par écrit avec toute l'indépendance et la loyauté de votre noble caractère. Ce qui m'importe le plus, c'est que dans l'intérêt du bien la vérité tout entière soit connue.

» Agréez, etc.

» Caire, 18 décembre 1848. »

II.

Procès-verbal des examens faits par le professeur Lallemand à l'École de médecine.

M. le professeur Lallemand s'est rendu à l'École de médecine le 22 décembre, à sept heures du matin; il a été reçu dans l'amphithéâtre où se trouvaient réunis les professeurs et les élèves. De vifs applaudissements ont accueilli le savant médecin à son entrée dans l'amphithéâtre.

M. Lallemand était accompagné des membres du conseil général de santé, de M. Abderhaman-Effendi, délégué du ministère de l'instruction publique, et de M. Belin, drogman chancelier du consulat de France au Caire. Ces deux derniers ont bien voulu accepter l'invitation qui leur a été faite de contrôler l'exactitude des interprétations. Plusieurs personnes de distinction, des médecins, des pharmaciens assistaient également à cette séance. Les élèves, au nombre de 117, étaient rangés par classes.

Le docteur Clot-Bey a prononcé cette courte allocution :

« Vous comprenez la joie que j'éprouve de recevoir aujourd'hui dans l'École du Caire celui dont je fus, il y a trente ans, le disciple et l'ami, et des mains duquel je reçus deux fois le bonnet doctoral.

» Les professeurs et les élèves sont heureux de pouvoir admirer le savant médecin et l'habile chirurgien dont le nom a tant de fois retenti dans cet amphithéâtre, et qui y est inscrit parmi ceux qui ont fait époque dans la science.

» Vous allez juger ce qu'ont produit les efforts que mes collaborateurs et moi avons faits pour surmonter les premières difficultés qu'a dû nécessairement offrir cette création. Vous daignerez nous guider, très honoré maître, par vos sages conseils, afin que nous puissions marcher avec plus de succès dans la carrière si difficile de l'art de guérir. De votre présence ici datera, nous l'espérons tous, une ère de prospérité pour la nouvelle École arabe. »

M. Mohamed-Ali, professeur de pathologie et de clinique chirurgicale, a prononcé, au nom de ses collègues, un discours analogue à la circonstance.

Un étudiant de la première classe, délégué par les élèves, a remis au professeur Lallemand une pièce de vers arabes, dans laquelle est exprimé, avec le poétique langage des Orientaux, le bonheur qu'ils éprouvent d'être visités par le savant médecin et l'habile chirurgien français.

Après ces lectures, qui ont duré environ une heure, M. Lallelemand s'est fait présenter le programme des cours : il a déclaré qu'il désirait choisir lui-même dans chaque classe les élèves qui devraient être interrogés. Il a commencé par ceux de la cinquième classe (1re année), qui n'étaient entrés à l'École que depuis quatre mois et demi. Les questions qu'il leur a adressées ont porté sur la physique et la botanique :

Composition de l'eau ;

Composition de l'air ;

Racines et leurs fonctions.

Il a passé ensuite aux élèves qui commençaient la deuxième année. Les questions qu'il leur a posées sont les suivantes :

Description de la colonne vertébrale ;

Ses divisions.

Caractère distinctif de chaque vertèbre ;

Leur mode d'articulation,

Notamment celui de la première et deuxième vertèbre cervicale.

Les élèves de la troisième classe (4ᵉ année) ont été interrogés sur la digestion et la nutrition.

Ceux de la deuxième classe (4ᵉ année), sur les éléments de l'air propres à la respiration ;

Comment s'accomplit cette fonction ;

Les causes de la coloration du sang.

A onze heures, les examens ont été interrompus et repris à une heure.

Le professeur a continué à interroger les élèves de la deuxième classe (4ᵉ année). Il a demandé :

La description des muscles de l'abdomen ;

La ligature des artères radiale, cubitale et brachiale, exécutée sur le cadavre. Les examens de cette journée se sont prolongés jusqu'après le coucher du soleil.

Le 22 décembre, les épreuves ont continué sur le cadavre pour les élèves de la première classe (5ᵉ année). Il a été procédé à la ligature de l'artère sous-clavière, de la carotide, de l'axillaire à sa partie supérieure, à sa partie moyenne et à sa partie inférieure ;

Ligature de l'artère iliaque externe et de la fémorale.

Ces opérations ont duré cinq heures consécutives.

Le 23, les élèves pharmaciens de la première classe ont été examinés sur la botanique. Ils ont eu à répondre sur les classifications selon Linné, Jussieu et Tournefort ;

Sur les caractères distinctifs de la famille des légumineuses.

Le 24, étaient présents à l'examen S. E. Edhem-Bey, ministre de l'instruction publique, et Refât-Effendi, chef de division au même ministère. Il a eu pour objet :

La bronchite,

La pneumonie,

La pleurodynie.

La manière d'employer l'auscultation et la percussion dans le diagnostic des affections de poitrine.

La gastrite,

La gastro-entérite aiguë ;

Leurs causes, leurs symptômes, leur traitement.

La dyssenterie.

Rapport entre la peau et les membranes muqueuses.

Effet hygiénique des vêtements.

Les causes des palpitations de cœur, si fréquentes en Égypte.

Digression sur la taille et la lithotritie.

Ces examens ont eu lieu dans la salle des cliniques, et ont duré sept heures.

Le professeur Lallemand a déclaré qu'il n'avait pas d'autres épreuves à faire subir, et qu'il était suffisamment éclairé sur l'instruction théorique et pratique des élèves. En quittant l'établissement, il leur a adressé des félicitations ainsi qu'aux professeurs.

(Suivent les signatures.)

III.

Procès-verbal des examens de l'école d'accouchement.

Le 27 du mois de décembre, à deux heures après midi, M. le professeur Lallemand s'est rendu à la Maternité, accompagné du président du conseil général de santé, de M. Abderhaman-Effendi, délégué du ministère de l'instruction publique : il a été reçu par

M. Ahmet-Rachidi, uléma, médecin de l'école de Paris, professeur de clinique à l'hôpital des femmes, et mademoiselle Leweillion, directrice et professeur d'accouchement.

Soixante jeunes filles musulmanes, formant cinq classes, étaient réunies dans la salle d'études.

Sur ce nombre, 19 suivent le cours d'accouchement, des maladies des femmes et des enfants ; les autres sont encore aux études préparatoires : à l'ostéologie, aux principes d'anatomie et de petite chirurgie.

M. le professeur Lallemand a choisi lui-même parmi ces 19 élèves celles qu'il voulait interroger.

Cinq ont été successivement appelées.

La première a répondu aux questions suivantes :

Structure de l'utérus à l'état de vacuité ; ses vaisseaux, ses nerfs.

Des changements qui surviennent dans cet organe pendant la grossesse.

Description anatomique de l'ovaire ;

Des vésicules ovariennes, et leurs évolutions ;

Du corps jaune.

Des organes contenus dans le grand et le petit bassin.

Des muscles de l'abdomen.

La seconde a été interrogée sur la différence du bassin de la femme, comparé au bassin de l'homme.

Des ligaments de l'utérus ;

Rapports de l'utérus à l'état de vacuité et à l'état de gestation ;

Direction du canal de l'urètre.

Du cathétérisme chez les femmes enceintes.

Modes de production des fistules vésico-vaginales et recto-vaginales dans les accouchements laborieux.

Cette séance a duré jusqu'à cinq heures du soir.

Le **28**, à trois heures après midi, M. le professeur Lallemand a repris les examens.

La troisième élève a eu à répondre :

Sur la structure, la forme, les dimensions de la tête du fœtus à terme ;

Sur les diamètres et les axes du bassin ;

Sur les bonnes et les mauvaises présentations et les nuances de positions ;

Sur l'enclavement de la tête.

La quatrième a répondu :

Sur le diagnostic des grossesses gémellaires.

Attitude respective des fœtus dans la cavité utérine.

Les particularités que peuvent présenter les placentas dans les grossesses gémellaires.

Les précautions à prendre pour la délivrance.

De l'hémorrhagie par le cordon ombilical.

La cinquième a eu à traiter :

De la version pelvienne, et l'a exécutée sur le mannequin après l'avoir longuement décrite.

De la grossesse extra-utérine.

Cette séance, à laquelle ont assisté MM. les docteurs Prus et Dessaigne, a duré jusqu'à la nuit.

Le lendemain, M. le docteur Lallemand, après avoir entendu une leçon à laquelle il avait désiré assister, a félicité mademoiselle Leweillion sur l'étendue de ses connaissances, et lui a témoigné, dans les termes les plus flatteurs, combien il était satisfait de la clarté, de la précision et de la méthode qui distinguent son enseignement.

(Suivent les signatures.)

IV.

M. le professeur Lallemand, en m'envoyant une copie du rapport qu'il a fait au ministre de l'instruction publique, et qu'on va
lire ci-après, m'a adressé la lettre suivante :

« MON CHER CLOT-BEY,

» Je vous envoie copie des observations que je viens d'adresser
à votre ministre de l'instruction publique sur ce qui touche à l'enseignement médical, et je vous remercie des notes étendues,
pleines de précision, que vous avez eu la bonté de me communi-
quer dès mon arrivée ici, pour me guider dans mes recherches.

» Vous verrez sur quelles raisons je me fonde pour faire auto-
riser l'École de médecine du Caire à recevoir des docteurs. Quand
le diplôme n'aurait d'autre importance, dans le principe, que de
conférer un titre à l'avancement dans la hiérarchie médicale, ce
serait déjà le plus utile stimulant au zèle de vos élèves, dont plusieurs sont vraiment dignes de cette honorable distinction. La confiance accordée à ce cachet de capacité naîtrait bientôt de la sévérité des épreuves. Dans tous les pays, l'importance attachée au
doctorat dépend de la nature des épreuves subies dans la faculté
qui confère le diplôme.

» Si je n'ai pas cité plus souvent votre nom, si je me suis abstenu
de tout ce qui pouvait ressembler à des éloges, c'est que j'ai voulu
laisser parler les faits, et que d'ailleurs le ministre ne peut ignorer
tout ce qu'il vous a fallu de persévérance, d'habileté et même de
courage, pour vaincre les imposants préjugés soulevés contre les

dissections et les ouvertures de cadavres ; pour surmonter les nombreux obstacles qui s'opposaient au succès d'une École de médecine et d'une école de sages-femmes dans un pays tel que celui-ci.

» Quel que soit son avenir, suivant la direction qui lui sera désormais imprimée, il vous devra toujours le plus éminent des services ; car les bienfaits de la médecine sont loin de se borner à l'application immédiate des moyens de guérir : ils s'étendent à tout · ce qui touche à l'hygiène publique, dont aucun pays n'a plus besoin de s'occuper que celui-ci ; ils tendent invinciblement à détruire les préjugés les plus dangereux et les mieux enracinés ; enfin ils popularisent nécessairement l'étude de toutes les sciences, puisque l'art de guérir ne peut se passer d'aucune.....

» Voilà, mon cher Clot-Bey, ce que vous avez su faire comprendre à Mohamed-Ali et faire prévaloir jusqu'à présent.... C'est un honneur que personne, *quoi qu'il arrive,* ne pourra vous ôter : c'est mieux encore, c'est une satisfaction qui doit faire le bonheur intime de votre conscience et vous consoler de tout, et c'est de cela surtout que vous félicite bien sincèrement

» Votre ami le plus ancien et le plus dévoué.

» LALLEMAND.

» Caire, 1er février 1849. »

V.

« MONSIEUR LE MINISTRE,

» Conformément à vos désirs, je vous adresse les réflexions qui m'ont été suggérées par ce que j'ai pu remarquer ici de relatif à vos attributions en m'attachant surtout à l'objet habituel de mes études.

» Les imposants débris dont le sol de l'Égypte est couvert montrent clairement que son antique splendeur était le fruit d'une civilisation avancée, bien antérieure à nos premières notions sur la Grèce. Aujourd'hui les rôles sont changés, mais ce second contraste entre l'Europe actuelle et la terre des Pharaons n'est pas moins concluant. Aujourd'hui, comme autrefois, comme toujours, la prospérité des nations est en raison de leurs progrès relatifs dans les sciences et dans les arts. Évidemment le sol de l'Égypte n'est pas moins fertile qu'au temps des Mœris et des Sésostris; le ciel n'est pas moins pur ni le soleil moins chaud; les débordements du Nil se reproduisent aux mêmes époques et avec les mêmes phénomènes; les femmes enfin ne sont pas moins fécondes : pourquoi donc la même terre n'est-elle plus couverte que du tiers des habitants qu'elle nourrissait autrefois dans l'abondance? C'est qu'elle est restée étrangère au mouvement intellectuel auquel jadis elle donnait l'impulsion. Que doit faire le pouvoir pour lui rendre sa première prospérité? Il doit y rappeler les sciences et les arts dont le foyer s'est déplacé. Mohamed-Ali avait bien compris cette nécessité, et ce sera sa plus grande gloire. Aussi s'est-il hâté d'appeler près de lui des hommes supérieurs dans tous les genres. C'était par là qu'il fallait commencer pour obtenir des résultats rapides, immédiats; mais cela ne suffisait pas pour amener des améliorations durables , et pour assurer l'avenir. Il faut des subalternes intelligents pour seconder convenablement les chefs de service, il faut des institutions bien combinées pour amener la régénération d'un peuple. C'est donc maintenant des institutions scientifiques qu'il faut s'occuper, sous peine de voir avorter bientôt les germes des améliorations obtenues.

» Pour cela plusieurs moyens doivent être combinés : 1º Appeler encore d'Europe des professeurs tout formés pour les écoles qui

n'ont pas encore de sujets nationaux suffisamment instruits , et
surtout conserver les étrangers qui ont concouru à leur fondation,
et qui ont l'avantage sur les nouveaux arrivés, de connaître le pays,
les mœurs et la langue.

» 2° Envoyer en Europe les élèves les plus intelligents pour en
faire plus tard des professeurs indigènes.

» 3° Enfin, préparer l'éducation première des enfants, en vue
des générations futures.

» Pour me faire mieux comprendre, je prendrai pour exemple
l'enseignement médical, auquel j'ai dû naturellement attacher le
plus d'importance. Depuis mon arrivée au Caire, je n'ai cessé de
m'en occuper. Après avoir pris connaissance d'un rapport très
détaillé de Clot-Bey sur ce sujet, j'ai passé huit jours consécutifs
à l'École de médecine pour m'assurer exactement de l'état des
choses sur lesquelles j'avais à me prononcer clairement et sans
réserve. J'exposerai d'abord ce qui est, tel que je l'ai vu, je dirai
ensuite ce qui devrait être, du moins d'après ma manière de
voir.

» Ma première préoccupation a été de m'assurer que mes questions et les réponses des élèves seraient fidèlement traduites. A
cet effet, j'ai prié M. Belin, chancelier, interprète du consulat de
France, et M. Abderhaman-Effendi, tous deux étrangers à l'École,
d'assister à chaque séance, et de me rendre, dans les cas douteux,
le sens précis de chaque phrase et même l'équivalent de chaque
expression ; ce qu'ils ont bien voulu faire avec une scrupuleuse
exactitude toutes les fois que l'occasion s'en est présentée.

» Pour savoir si la mémoire des élèves ne les servait pas plus
que leur intelligence, j'ai toujours eu soin de ne pas leur poser
les questions comme elles le sont dans les livres, surtout dans les
livres élémentaires, de faire naître l'argumentation incidemment,

et de multiplier les objections. Au reste, trente années d'expérience comme examinateur m'ont permis, je crois, de démêler facilement ce qui tenait à l'intelligence réelle des choses d'avec les secours de la mémoire.

» Je dirai aussi que j'ai toujours eu soin de désigner moi-même, dans chaque division, l'élève que je voulais interroger, et de ne pas accepter le premier qui se présentait, ou celui qu'on semblait m'indiquer. D'ailleurs dans les questions d'anatomie, je leur ai fait désigner chaque objet, et quand il s'est agi d'opérations à pratiquer sur le cadavre, je n'ai pu craindre aucune influence étrangère.

» Après m'être entouré de toutes ces précautions, je crois avoir le droit de dire que ces huit jours d'épreuves m'ont complétement satisfait, et que des Français pris dans les mêmes conditions n'auraient pas été plus avancés dans un temps égal. Cependant ces élèves n'avaient pas été préparés, comme les nôtres, par de longues années d'études littéraires et scientifiques ; ils avaient dû par conséquent apprendre plus de choses accessoires avant d'aborder les études purement médicales. Cependant la durée totale de leurs études n'est que de cinq années. J'ai donc eu lieu d'être surpris de tout ce qu'ils avaient appris en si peu de temps ; surtout en pensant qu'ils avaient été pris indistinctement, sans qu'on consultât leur aptitude et leurs inclinations. J'ai l'entière conviction que nulle part avec de pareils éléments, il n'eût été possible d'obtenir davantage. Dans le nombre de ces élèves, j'en ai trouvé qui feraient honneur à toutes les Facultés, et plusieurs méritent même d'être envoyés en Europe pour devenir bientôt d'excellents professeurs.

» L'École de médecine du Caire peut donc dès aujourd'hui fournir des praticiens dignes de toute confiance, et même quelques sujets propres à l'enseignement. Ce sont là des preuves décisives de l'excellente organisation de cet établissement ; car c'est d'après les résultats obtenus sur les sujets les plus capables qu'il faut toujours juger les institutions de cette nature, les médiocrités se trouvant partout en grand nombre, et les incapacités pouvant être facilement éliminées par des examens consciencieux. Voici les circonstances de cette organisation qui me paraissent avoir le plus contribué aux succès de ces élèves :

» 1° Le casernement a l'avantage de les astreindre à la plus grande régularité, d'économiser leur temps, de favoriser leur recueillement et de concentrer leur attention sur les seuls objets de leurs études.

» 2° Des répétiteurs, remplaçant les agrégés de nos Facultés, sont chargés d'expliquer les leçons des professeurs : il s'établit dans ces petits comités des relations plus intimes que dans les leçons didactiques ; des questions, des doutes, des objections peuvent éclaircir tout ce qui n'avait pas été suffisamment compris. Les leçons ne supportent pas d'interruptions, et cependant elles sont faciles dans des langues étrangères aux élèves ; il était donc indispensable de s'assurer que la traduction en avait bien rendu le sens, et qu'il avait bien été compris de tous. La liberté des conférences pouvait seule dissiper les doutes et réparer les erreurs. Ce mode d'enseignement, si différent du premier, est peut-être le plus important dans de pareilles circonstances ; il n'est pas seulement utile aux élèves, il sert aussi les répétiteurs, qu'il force à méditer sur des objections imprévues, et qu'il prépare aux difficiles fonctions du professorat. Je pense donc que ces répétiteurs doivent toujours être conservés pour remplacer les cours particuliers qui se font en Europe hors des Facultés.

» 3° L'enseignement de la pharmacie a lieu dans le même

établissement ; cette réunion ne peut être que fort utile ; c'est le complément logique de la fusion consacrée en France des Écoles de médecine et de chirurgie en une seule faculté.

» 4° Un hôpital de clinique fait partie de l'École C'est encore une pensée féconde, en ce qu'elle facilite l'intelligence de ce qu'il importe le plus de bien voir et de bien comprendre, en ce qu'elle associe dès le début les faits à la théorie, enfin en ce qu'elle tend essentiellement à former des praticiens, but essentiel et définitif de toute institution de cette nature. Il en résulte encore un autre avantage important, celui de faciliter les dissections, et de faciliter les ouvertures des corps sans déplacement des élèves.

» A cette occasion, je dois faire remarquer que les plus grandes difficultés dans l'étude de l'art de guérir ont été vaincues avec un succès qu'il n'était pas possible d'espérer il y a trente ans. Sans anatomie, point de physiologie, point de chirurgie ni de médecine ; sans examen des organes après la mort, point de pathologie complète et positive ; c'est-à-dire, en d'autres termes, point de science de l'homme sain et de l'homme malade. Mais pour qui connaît la puissance des préjugés, surtout quand ils sont appuyés sur le fanatisme religieux, il est facile de concevoir tout ce qu'il a fallu d'efforts, d'habileté, de persévérance pour arriver à ce point «*que les dissections et les ouvertures de corps éprouvent aujourd'hui moins d'obstacles au Caire qu'à Londres.*» Voilà une de ces conquêtes décisives qu'il y aurait de l'ingratitude à oublier parce qu'elle n'est plus contestée ; une de ces conquêtes dont il importe à tout prix de ne point laisser perdre les bienfaits. Le pas le plus difficile est franchi, ce qui reste à faire n'est rien en comparaison : il serait déplorable de n'en pas tirer tout le parti possible.

» Un autre obstacle s'opposait à l'enseignement des vérités

pratiques les plus répandues en Europe; c'était la langue. Les professeurs appelés du dehors ne pouvaient faire leur cours en arabe, et même la langue scientifique n'était pas facile. D'un autre côté, les élèves ne pouvaient consulter aucun ouvrage écrit en leur langue. Cette difficulté est à peu près vaincue aujourd'hui que la langue scientifique est créée, aujourd'hui que 80 volumes sont traduits en arabe. Je dois dire que les ouvrages originaux sont consacrés à l'usage des étudiants en Europe, mais que plusieurs bons traités manquent encore à cette collection. Je pense que c'est aux meilleures monographies qu'il faut maintenant s'attacher pour se tenir au courant des progrès scientifiques, car ce sont elles qui les exposent le mieux. Pour accélérer ces traductions, les professeurs qui en sont chargés devraient être rétribués en raison de leur travail, indépendamment de leurs appointements fixes, et c'est d'ailleurs de toute justice, puisqu'il s'agit d'une œuvre spéciale, difficile, et tout à fait indépendante de leurs fonctions ordinaires.

» Pour assurer à 4 millions d'habitants les secours de l'art de guérir, il faut que le nombre des élèves entretenus à l'École soit *considérablement augmenté.*

» Une condition importante au succès de tout enseignement, c'est que le professeur ne puisse être détourné de ses fonctions par aucun motif. Je ne crois pas que tout cumul doive être proscrit, surtout dans un pays où les capacités sont rares, mais il faut que rien ne puisse arracher un professeur à son cours, car ce n'est pas seulement à lui que nuisent ces perturbations, c'est aux élèves et à l'École. — Il est indispensable que l'admission des nouveaux élèves ait lieu en même temps, et qu'elle coïncide avec l'ouverture des cours; sans quoi les efforts des retardataires seraient infructueux pour atteindre ceux qui sont plus avancés. Ce serait pour eux une année de perdue. Il faut aussi qu'ils ne puissent être enlevés à l'établissement, pour quelque motif que ce soit, avant d'avoir complétement terminé leurs études. Les employer trop tôt, c'est arrêter leur instruction au moment le plus précieux, et cela d'une manière irréparable, en même temps que l'on nuit à la considération de l'École qui répond moralement de leur instruction. Bien plus, les élèves ne devraient en sortir, à la fin de la dernière année, qu'après des examens sérieux et avoir un certificat de capacité qui soit pour eux un véritable titre à des emplois convenablement rétribués. Les cabinets de physique, de chimie, d'histoire naturelle et les collections d'anatomie artificielle, ainsi que celle des instruments de chirurgie, enfin la bibliothèque, devraient être annuellement augmentés, à l'aide d'un fonds spécial, exclusivement affecté à cet objet, et employé suivant les besoins de l'enseignement.

» Voilà ce qu'il est urgent d'établir en principe, ce qui doit être fait *immédiatement* et ce qui peut l'être sans aucun changement essentiel dans l'organisation actuelle.

» Mais il est d'autres mesures à prendre, afin d'obtenir son perfectionnement futur.

» Pour compléter l'enseignement ou pour renouveler les professeurs à mesure de leur extinction, il vaudrait mieux, sous tous les rapports, envoyer en Europe les élèves les plus capables, que d'appeler ici de nouveaux savants étrangers. C'est le seul moyen d'arriver le plus tôt possible à l'enseignement de la langue arabe. Mais cela ne suffit pas pour assurer l'avenir, il faut préparer de longue main la première éducation des enfants, dans des établissements spéciaux où ils puissent recevoir les éléments indispensables d'une éducation littéraire et scientifique qui aplanisse les abords de l'enseignement médical proprement dit. Enfin, il faut que les plus capables soient attirés vers ces études ingrates et difficiles par leurs dispositions spéciales, et non par les caprices du hasard. Car on ne fait bien que ce qu'on a de l'aptitude à bien faire. Mais pour que les parents favorisent ces inclinations, il faut qu'ils sachent que leurs enfants y trouveront un avenir lucratif et surtout honorable. C'est ce qui ne saurait avoir lieu tant que l'École n'aura pas le droit de délivrer des diplômes qui soient des titres *incontestables* à l'obtention de certains grades, de certaines fonctions dans le militaire et dans le civil. La capacité peut être facilement constatée par des examens, et le diplôme est le cachet de cette capacité. Mais quant à la moralité de ceux qui sont reçus elle doit naître du désir de conserver une position honorable ; elle doit être assurée par un traitement suffisant pour les mettre à l'abri des tentations de la cupidité. La première condition à remplir pour obtenir des fonctionnaires irréprochables, c'est de les mettre au-dessus du besoin ; c'est alors seulement qu'on pourra destituer sans pitié ceux qui manquent de délicatesse. C'est aux examinateurs de l'École à bien constater la capacité, c'est au pouvoir à développer la moralité.

» A la fin de la 5me année, tous les étudiants ne seraient certainement pas jugés dignes d'obtenir le diplôme de docteurs, et cependant ils ne seraient pas entièrement incapables, puisqu'ils ne seraient parvenus jusqu'à la 5me année qu'après une série d'épreuves répétées chaque année. Que faudrait-il en faire ? L'équivalent de nos officiers de santé ; ils en sauraient toujours plus que tant d'autres qui pratiquent aujourd'hui sans titres suffisants, beaucoup plus surtout que les barbiers de village auxquels on est forcé d'avoir recours pour les vaccinations, dans les petites localités, et pour constater les décès. Je pense, comme on l'a proposé, que l'on doit ajouter une sixième année aux études :

elle serait plus particulièrement consacrée aux cliniques, et la nouvelle faculté serait plus sûre de fournir des praticiens expérimentés.

» En Égypte, comme dans tout l'Orient, des préjugés invincibles s'opposent à ce que des hommes soient appelés à pratiquer des accouchements, et même les praticiens rencontrent de tels obstacles, quand il s'agit de traiter des femmes, qu'elles sont en réalité privées des bienfaits de l'art; car il existe de telles entraves à toute exploration que les avantages de l'expérience et de la science sont entièrement perdus. Cependant la moitié de la population ne devait pas rester toujours livrée aux aveugles routines des plus ignorantes matrones. Après bien des années d'active persévérance, Clot-Bey est encore parvenu à remplir cette importante lacune en établissant au Caire une École de sages-femmes qui a pris successivement les plus heureux développements, malgré bien des obstacles de tout genre.

» Cette École est maintenant dirigée avec autant d'intelligence que de fermeté par mademoiselle Leweillion, formée à la Maternité de Paris, où elle avait obtenu un *grand prix* à la suite d'un brillant concours.

» Cette École d'accouchement est établie sur les mêmes bases que l'École de médecine du Caire. Les élèves y reçoivent leur éducation première. L'instruction scientifique ne comprend pas seulement l'étude des accouchements, elle s'étend encore aux maladies des femmes et des enfants, à tout ce qui concerne les soins maternels, afin d'en faire de véritables médecins pour leur sexe. Un hôpital de femmes est annexé au local où se font les leçons, en sorte que les élèves suivent les cliniques et font le service des malades en même temps qu'elles reçoivent l'enseignement théorique, passant ainsi constamment de l'exemple au précepte et réciproquement. L'établissement compte aujourd'hui 60 élèves ; c'est déjà beaucoup sans doute, mais il s'en faut que ce nombre soit suffisant pour les besoins du pays. La durée des études est de six ans, et ce n'est pas trop pour de jeunes filles qui ne savent pas même lire en entrant dans l'établissement; cependant celles qui en sont sorties rendent déjà de très grands services.

» Dans ces examens qui ont duré près de deux jours, je me suis assuré, comme je l'avais fait à l'École de médecine, que les réponses des élèves sages-femmes n'étaient pas modifiées par les interprètes ou retenues de mémoire. D'ailleurs, dans les manœuvres simulées sur le mannequin, et dans les démonstrations anatomiques faites sur des pièces préparées, il m'était facile de constater une entière intelligence des choses. J'ai vu surtout avec satisfaction ces jeunes filles sortir presque toujours avec bonheur et précision des objections que je leur posais, et de difficultés quelquefois très embarrassantes. Ces épreuves multipliées font un grand honneur à la méthode et au savoir de la directrice, et elles me donnent une haute idée de ce qu'on doit espérer de cet utile établissement ; il me paraît destiné à servir de modèle à tous les pays soumis aux mêmes préjugés et aux mêmes mœurs.

» Quand les praticiens sont exclus du traitement des maladies propres aux femmes, et même en réalité du traitement des autres affections auxquelles elles sont exposées comme les hommes, il était nécessaire, comme on l'a fait, de pousser aussi loin que possible l'instruction des sages-femmes, afin qu'elles pussent être des médecins pour leur sexe.

» Je pense donc que le pouvoir ne peut accorder trop de protection à cet annexe indispensable de l'École de médecine. Dans cette question comme dans toutes les autres, le plus difficile est fait, puisque les préjugés ont été vaincus. Il y aurait une impardonnable incurie à laisser perdre aujourd'hui le fruit de tant d'efforts persévérants.

» En résumé, la solidarité qui s'est établie entre tous les intérêts et tous les peuples est devenue tellement intime, que les institutions les plus utiles à l'humanité sont les plus sûres garanties du pouvoir tant au dedans qu'au dehors.

» La santé publique est le besoin le plus urgent et le plus impérieux de toutes les populations, mais en Égypte elle est plus particulièrement liée que partout ailleurs à la prospérité du pays, à cause des graves entraves apportées au commerce par les quarantaines, entraves qui ne cesseront que lorsque l'Europe sera suffisamment rassurée sur l'état sanitaire du pays.

» La médecine tient à toutes les sciences et doit en populariser l'étude ; mais il ne suffit pas d'en favoriser l'enseignement, il faut que ce soit une véritable carrière pour ceux qui s'y livrent, et qu'ils y trouvent une existence honorable, une position assurée contre les caprices de l'arbitraire, et toujours en rapport avec leur mérite et leur conduite ; c'est ce qui ne peut être obtenu que par un mode constant et régulier d'avancement, qu'il faudrait établir mûrement et suivre d'une manière invariable. — Mais cette grave question se rattachant à l'administration, je ne puis que poser le principe, sans entrer dans aucun détail d'application.

» Je vous ai soumis, monsieur le ministre, ces réflexions dans l'intention de m'acquitter envers l'Égypte de l'honorable hospitalité dont j'ai constamment été l'objet depuis mon arrivée. Je vous prie d'y voir aussi l'expression des souvenirs agréables que m'ont laissés mes rapports avec Votre Excellence.

» Caire, le 1ᵉʳ février 1849.

» Signé : LALLEMAND. »

NOTES.

NOTE 1.

1. Éléments de philosophie naturelle, servant d'introduction à l'étude de la médecine; compilé par Clot-Bey, traduit par Anhouri. 1. vol.
2. Traité de physique, par Ajasson et Fouché, avec des additions de l'ouvrage de Pelletan; traduit par Anhouri. 1 vol.
3. Éléments de chimie, par Thenard; traduit par Perron. 5 vol.
4. Leçons de chimie élémentaire, par Girardin; traduit par Bedaoui Solene. 1 vol.
5. Traité des essais, par Vauquelin; traduit par Assanen-Ali. 1 vol.
6. Éléments de botanique, par Richard, avec additions de M. Figari; traduit par Anhouri. 1 vol.
7. Cours élémentaire de minéralogie et de géologie, par Beudant; traduit par Ahmet-Nada. 1 vol.
8. Éléments de zoologie, par Favrot, avec additions de M. Husson; traduit par Ahmet-Béhit. 1 vol.
9. Traité de matière médicale, par Trousseau et Pidoux, avec additions d'Ahmet-Raschidi; traduit par le même. 2 vol.

10. Éléments de toxicologie, par Orfila ; traduit par Assan-Raschidi. 2 vol.

11. Éléments de pharmacologie, par Soubeiran ; traduit par Assan-Raschidi. 2 vol.

12. Formulaire des hôpitaux, par les membres du conseil général de santé ; traduit par Assan-Raschidi. 1 vol.

13. Manuel d'anatomie descriptive, par Bayle, avec additions de Gaëtani-Bey ; traduit par Anhouri. 2 vol.

14. Anatomie descriptive, par Cruveilhier ; traduit par Chabassy. 4 vol.

15. Manuel de l'anatomiste, par Lauth ; traduit par Chabassy, avec additions du traducteur. 1 vol.

16. Abrégé d'anatomie générale ; compilé par Gaëtani-Bey, traduit par Nabaraoui. 1 vol.

17. Anatomie pathologique, par Andral ; traduit par Chaffy. 1 vol.

18. Anatomie des régions, par Blandin ; traduit par Osman-Ibrahim. 1 vol.

19. Abrégé de physiologie ; compilé par le docteur Seissen, traduit par Ali-Hébé. 1 vol.

20. Physiologie, par Richerand, avec additions de Bérard ; traduit par Issaoui. 3 vol.

21. Petite chirurgie, par Bourgery ; traduit par Mohamed-Ali, avec additions du traducteur. 1 vol.

22. Bandages et appareils, par Gerdy ; traduit par Nabaraoui. 1 vol.

23. Éléments de chirurgie, par Bégin, augmenté par Clot-Bey ; traduit par Anhouri. 2 vol.

24. Traité de chirurgie générale, par Boyer ; traduit par Mohamed-Ali. 4 vol.

25. Éléments d'orthopédie ; compilé et traduit par Ahmet-Raschidi. 1 vol.

26. Manuel de médecine opératoire, par Malgaigne, augmenté et traduit par Mohamed-Ali. 2 vol.

27 Pathologie interne, par Roche ; traduit par Anhouri. 2 vol.

28. Séméiologie, par Emengard ; traduit par Moustapha-el-Ouati. 1 vol.

29. Manuel de clinique médicale, par Martinet ; traduit par Chaffy. 1 vol

30. Thérapeutique, par Martinet ; traduit par Chaffy. 1 vol.

31. Maladies des femmes, par Kok ; traduit par Ahmet-Raschidi. 1 vol.

32. Maladies des enfants, par Billard ; traduit par Mustapha-el-Ouati. 1 vol.

33. Maladies des enfants, par Clot-Bey ; traduit par Chaffy. 1 vol.

34. Manuel des maladies vénériennes, par Ricord; traduit par Mustapha-el-Ouati. 1 vol.

35. Maladies de la peau, par Rayer et Cazenave, traduit par Ahmet-Raschidi. 4 vol.

36. Pertes séminales, par Lallemand; traduit par Moustapha-Soukky. 4 vol.

37. Traité d'accouchement, par Velpeau; traduit par Ahmet-Raschidi. 2 vol.

38. Maladies des yeux, par Lawrence; traduit de l'anglais par Billard, avec additions de Wenzel et Sichel, et d'un formulaire de médicaments employés pour ces maladies; traduit par Ahmet Raschidi. 1 vol.

39. Chirurgie oculaire, par Jœger; traduit de l'allemand par Deval, et en arabe par Hussen-Off. 1 vol.

40. Traité de l'art du dentiste, par Désiré Abbat; traduit par Moustapha-el-Ouati et Osman-Ibrahim. 2 vol.

41. Traité d'hygiène privée, publique, militaire et navale, compilé des meilleurs auteurs, et appliqué spécialement à l'Égypte, par Clot-Bey; traduit par Chaffy. 2 vol.

42. Médecine légale, par Sédillot, adaptée à la législation de l'Égypte; traduit par Chaffy. 1 vol.

43. Traité de médecine populaire, destinée particulièrement aux sages-femmes, aux chirurgiens-barbiers, et aux personnes étrangères à la science, contenant :

1° Notions d'anatomie et de physiologie;

2° Notions d'hygiène privée et publique;

3° Soins à donner aux femmes en couches;

4° Maladies particulières aux femmes et aux enfants;

5° Description et traitement des maladies les plus communes en Égypte;

6° Éléments de chirurgie et soins à donner dans les cas les plus ordinaires;

7° Notions de pharmacie et recueil de formules;

Par Clot-Bey; traduit par Chaffy. 2 vol.

44. Vade-mecum du chirurgien militaire, par Sarlandière; traduit par Anhouri. 1 vol.

45. Instruction sur la vaccination, par Clot-Bey; traduit par Ahmet-Raschidi. 1 vol.

46. Instruction sur la fièvre intermittente, par Clot-Bey; traduit par Anhouri. 1 vol.

47. Instruction sur la dyssenterie d'Égypte, par Clot-Bey; traduit par Chaffy. 1 vol.

48. Instruction sur la peste, par Clot-Bey; traduit par Chaffy. 1 vol.

49. De la peste, par Clot-Bey; traduit par Moustapha-el-Ouati. 1 vol.

50. Aphorismes d'Hippocrate. 1 vol.

51. Vocabulaire des termes de médecine, augmenté de tous les termes arabes extraits des auteurs anciens, par Nysten; traduit par tous les professeurs de l'École. 1 vol.

52. Dictionnaire des Dictionnaires de médecine, par Fabre; traduit par tous les professeurs. 8 vol.

Total : 52 ouvrages, formant 88 volumes.

NOTE 2.

PROCÈS-VERBAL

DES EXAMENS GÉNÉRAUX DE L'ÉCOLE DE MÉDECINE DU CAIRE
PENDANT L'ANNÉE SCOLAIRE 1262-63 (1846-47).

Une lettre de Son Excellence le ministre de l'instruction publique, à la date du 22 ragel (3 juillet), adressée au conseil général de santé, fixe l'ouverture des examens de l'École de médecine au 4 chaoual (15 juillet), et désigne comme membres du jury :

Monsieur

Le docteur Franc, professeur agrégé de la Faculté de Montpellier, médecin de S. A. Ibrahim-Pacha, président;

et Messieurs

Clot-Bey, inspecteur général du service de santé,
Chedufeau, médecin inspecteur,
Espinassi, pharmacien inspecteur,

Chaffy, sous-directeur de l'École et professeur de pathologie et de clinique interne,

Mohamet-Ali, professeur de pathologie et de clinique chirurgicale,

Hussein Raschidi, professeur de matière médicale et de pharmacie,

Assanen-Ali, professeur de chimie,

Moustapha-Soukki, professeur d'ophthalmologie,

Chabassy, professeur d'anatomie,

Hussen, professeur de zoologie,

Subky, pharmacien en chef de l'hôpital militaire de Koserlein,

> Membres du jury.

Le 4 chaoual (15 juillet), à huit heures du matin, le jury s'est réuni dans une des salles de l'École, pour délibérer sur la manière dont il serait procédé aux examens, et il a été arrêté que les questions embrasseraient toutes les matières qui ont été enseignées dans le cours de l'année, que ces questions seraient écrites, placées dans des urnes et tirées au sort.

La séance a été ouverte à neuf heures du matin, dans l'amphithéâtre, en présence de Son Excellence le ministre de l'instruction publique, d'autres hauts fonctionnaires, du corps des ulémas, de plusieurs médecins civils et militaires.

M. le docteur Franc a écrit lui-même et mis dans les urnes les différentes questions destinées aux élèves gradés et à ceux de la première et seconde classe.

Pour abréger la durée des examens, le jury s'est divisé en quatre sections, correspondant aux quatre classes existantes ; il a été dressé un état nominatif des élèves de chaque classe, avec autant de colonnes qu'il y a eu de branches d'enseignement dans le courant de l'année scolaire, pour recevoir les questions à mesure qu'elles étaient faites, et quatre autres colonnes destinées aux annotations, *Très bien. — Bien. — Médiocre. — Mal.*

Les annotations, discutées et arrêtées par le jury à la majorité, étaient écrites immédiatement après chaque réponse, et le procès-verbal signé à la fin de chaque séance.

COMPOSITION DES CLASSES.

SECTION DE MÉDECINE.			SECTION DE PHARMACIE.		
Première classe.	2 élèves.		Première classe.	2 élèves.	
Deuxième classe.	31 —		Deuxième classe.	6 —	
Troisième classe.	22 —	65	Troisième classe.	9 —	22
Quatrième classe.	10 —		Quatrième classe.	5 —	

Section de médecine. 65
Section de pharmacie. 22
Classe préparatoire. 29

Total général. 116

La première classe de la section de médecine se trouvait réduite à 2 élèves, par la sortie de 38 sujets que l'urgence des besoins avait forcé de placer dans les différents services avant l'entier achèvement de leurs études de la dernière année.

Suit l'état des questions qui ont été faites avec les annotations auxquelles elles ont donné lieu.

Section de Médecine.

PREMIÈRE CLASSE.

NOM DES ÉLÈVES.	CHIRURGIE.	ANNOT.	OPÉRATIONS.	ANNOT.	PATHOLOGIE INTERNE.	ANNOT.	OPHTHALMOLOGIE	ANNOT.	MATIÈRE MÉDICALE.	ANNOT.
Ali Bod'r	Furoncles et anthrax	très bien	Incisions en général	bien	Fièvre intermittente	bien	Tache de la cornée	bien	Gomme	Très bien
Mohamed Sauly	Luxations en général	bien	Amputations	médiocre	Formation des tubercules	»	Glaucôme	médiocre	Purgatifs	Médiocre

DEUXIÈME CLASSE.

NOM DES ÉLÈVES.	CHIRURGIE.	ANNOT.	ANATOMIE DESCRIPTIVE	ANNOT.	PATHOLOGIE INTERNE	ANNOT.	HYGIÈNE.	ANNOT.	RÉSUMÉ.
Mohamed Castaoui	Plaies d'armes à feu	très bien	Circulat. scapulaire	très bien	Hépatite chroniq.	très bien	Assainissement	très bien	Très bien
Ali Ismaël	Affect. des voies lacrym.	très bien	Calculs urinaires	très bien	Apoplexie	très bien	Eau potable	très bien	Très bien
Moustapha Abou-Zeïd	Hémorrhagie	très bien	OEil	très bien	Fièvre inflammat.	bien	Régime	médiocre	Bien
Nessel-din Ibrahim	Luxation du coude	très bien	Artère fémorale	très bien	Hydropéricardite	bien	Aliments	ext. bien	Extrêm. bien
Ali Ab-el Raban	Luxations en général	mal	Nerf sciatique	mal	Pneumonie	bien	Air atmosphérique	bien	Médiocre
Gouani Canan	Ulcères vénériens	très bien	Conduits biliaires	très bien	Cystite aiguë	très bien	Tempérament	ext. bien	Extrêm. bien
Abou-zeïd Barch'Mati	Ophthalmie catarrhale	très bien	Artères ophthalmiq.	très bien	Pleurésie	bien	Marécages	très bien	Très bien
Mohamed Darouri	Fractures	bien	Os du pied	très bien	Bronchite	bien	Effets de la chaleur sur l'homme	bien	Bien
Moh. Hussein Raschidi	Plaies de la tête	bien	Ethmoïde	bien	Péricardite	bien	Conditions salubres des habitations	bien	Bien
Hussein Nass'r	Plaies par inst. piquants	bien	Articulat. du genou	très bien	Entérite ulcéreuse	bien	Boissons	bien	Bien
Moh. Ahmet el Çaïdi	Plaies contuses	bien	Péritoine	bien	Inflam. du cerveau	médiocre	Vents	bien	Bien
Ahmed-Mohamed	Luxation du tibia	médiocre	Pancréas	bien	Endocardite	médiocre	Bains	médiocre	Médiocre
Fath'hou Attia	Érysipèle simple	médiocre	Aorte ventrale	médiocre	Gastrite	bien	Habitations	très bien	Bien
Ibrahim el Çaïdi	Fracture de l'avant-bras	bien	Vessie	bien	Phlébite	très bien	Saisons	très bien	Très bien
Ahmet abd-el Nebi	Phlegmon	bien	Artères du pied	très bien	Arachnitis	très bien	Éléments	médiocre	Bien
Mohamed el Fyky	Fracture de la cuisse	médiocre	Artères de la main	bien	Inflamm. des reins	médiocre	Odeurs	médiocre	Médiocre
Mohamed Massimoud	Anévrismes	mal	Intestin grêle	médiocre	Névrose	mal	Ages	médiocre	Médiocre
Mohamed Rayan	Gravelle	médiocre	Artère tibiale antér.	mal	Pneumonie	très bien	Constitutions	très bien	Très bien
Mohamed Oman	Anévrisme en général	bien	Cœur	très bien	Dyssenterie	bien	Aliments	bien	Bien
Ali Assan	Tumeurs blanches	très bien	Rectum	bien	Scrofules	très bien	Composition de l'air	très bien	Très bien
Mahmoud	Aorte	bien	Plaies de l'artère fémorale	très bien	Scorbut	très bien	Règles hygiéniques : pour les ustensiles de cuisine	très bien	Très bien
Ali Lachyn	Moelle épinière	très bien	Varices	très bien	Glossite	médiocre	Bains	bien	Bien
Bad'r Abd'allah	Origine des nerfs céréb.	bien	Fracture des côtes	très bien	Stomatite	bien	Hyg. de la bouche	très bien	Très bien
Rachoui Farrag	Muscles de l'œil	très bien	Tumeurs en général	très bien	Gastrite aiguë	très bien	Changement d'air	très bien	Très bien
Ibrahim Ronz	Muscles en général	bien	Tumeurs	très bien	Goutte	bien	Propr. phys. de l'air	très bien	Très bien
Abal Oued Abdallah	Muscles de la face	bien	Ulcères en général	très bien	Blennorrhagie	mal	Coiffures	bien	Médiocre
Aoud Moussé	Artère carotide	médiocre	Fracture du bras	médiocre	Rougeole	bien	Température froide	bien	Bien
Abdallah Hussein	Reins	très bien	Kystes	bien	Petite vérole	bien	Bains froids	médiocre	Médiocre
Jous'. Cherraf ed-din	Gros intestins	médiocre	Fractures en général	médiocre	Cystite aiguë	très bien	Tempérament	très bien	Très bien
Hassan el Caramani	Muscles de l'avant-bras	médiocre	Tumeurs graisseuses	médiocre	Gale	médiocre	Émotions	médiocre	Médiocre
Abd-el-Kader Salem	Muscles de la cuisse	très bien	Anévrismes	mal	Ascite	très bien	Tempérament	très bien	Très bien

TROISIÈME CLASSE.

NOM DES ÉLÈVES.	ANATOMIE DESCRIPTIVE.	ANNOT.	CHIRURGIE.	ANNOT.	PHYSIOLOGIE.	ANNOT.	RÉSUMÉ.
Salem Salem	Cœur	très bien	Inflammations	très bien	Circulation	extr. bien	Extrêmement bien
Barda Mohamed	Poumons	très bien	Plaies par contusions	très bien	Digestion	extr. bien	Extrêmement bien
Kalil Ibrahim	Artère brachiale	très bien	Varices	très bien	Respiration	extr. bien	Extrêmement bien
Ahssan Guirgues	Foie	très bien	Anévrismes	très bien	Air atmosphérique	extr. bien	Extrêmement bien
Iacoub Melacout	Artère fémorale	très bien	Accidents des plaies	très bien	Sécrétions	extr. bien	Extrêmement bien
El Chamy	Carotide	bien	Abcès froid	médiocre	Sympathie	bien	Bien
Mohamed Kraïm	Plexus solaire	très bien	Suture	bien	Ouïe	très bien	Très bien
Kinani Farrag	Articulation du genou	très bien	Plaies en général	très bien	Vision	très bien	Très bien
Ahmet Ismaël	OEil	très bien	Cancers	très bien	Voix	très bien	Très bien
Mohamed Assafy	Aorte	bien	Hémorrhagies	bien	Odorat	bien	Bien
Ahmad el Hamed	Tronc cœliaque	très bien	Ulcères	bien	Absorption	très bien	Très bien
Ahssan el Maugrabi	Vessie	très bien	Tumeurs érectiles	très bien	Usage des muscles	très bien	Très bien
Mohamed el Nabaraoui	Muscles de la cuisse	très bien	Abcès phlegmoneux	très bien	Toucher	bien	Très bien
Ahmed Kalil	Muscles du bras	bien	Corps étrangers	très bien	Chyle	bien	Bien
Ibrahim Kaïui	Muscles de l'œil	bien	Fractures	très bien	Nutrition	bien	Bien
Sâad Bade	Artère sous-clavière	très bien	Plaies pénétrantes	bien	Mastication	bien	Bien
Ahssan el Saragoutti	Articulation maxillaire	médiocre	Gangrène	médiocre	Boissons	bien	Médiocre
Mohamed el Soubky	Muscles du foie	bien	Brûlures	très bien	Facultés intellectuelles	bien	Bien
Bedaoui Assan	Muscles de l'épaule	médiocre	Phlegmasies	médiocre	Faim	médiocre	Médiocre
Joussef Ammand	Muscles de l'avant-bras	bien	Érysipèles	bien	Température animale	bien	Bien
Salem Ali	Articulation de l'humérus	très bien	Tumeurs	bien	Soif	bien	Bien

QUATRIÈME CLASSE.

NOM DES ÉLÈVES.	ANATOMIE DESCRIPTIVE.	ANNOT.	ANATOMIE GÉNÉRALE.	ANNOT.	PETITE CHIRURGIE.	ANNOT.	BANDAGES.	ANNOT.	RÉSUMÉ.
Mohamed Ahssan	Os occipital	très bien	Système osseux	très bien	Saignée	très bien	Nœud d'emballeur	très bien	Très bien
Mohamed Talabi	Os iliaque	très bien	Système musculaire	très bien	Suture	très bien	∞ pour la clavicule	très bien	Très bien
Moustapha	Os sphénoïde	très bien	Système vasculaire	très bien	Ventouses sèches	très bien	∞ pour la mâchoire	très bien	Très bien
Mousse Mohamed	Articulation du genou	très bien	Tissu cellulaire	très bien	Vésicatoires	très bien	∞ pour les mamelles	très bien	Très bien
Ali Ismaël	Sternum	très bien	Tissu fibreux	très bien	Moxas	très bien	∞ pour le nez	bien	Très bien
Assan-el-Elfi	Gros intestin	très bien	Membrane séreuse	très bien	Accidents de la saignée	très bien	∞ circulaire	bien	Très bien
Bedaoui Arofi	Omoplate	très bien	Cartilages	bien	Saignée du pied	bien	∞ pour le pied	bien	Bien
Assan	Foie	très bien	Tissu corné	très bien	Sangsues	bien	∞ en spirale	bien	Bien
Mohamed Joussouf	Vessie	bien	Membrane muqueuse	bien	Fontieules	très bien	∞ du nez	médiocre	Bien
Ismaël Ali	Reins	très bien	Tissu glanduleux	bien	Acupuncture	bien	∞ pour la main	très bien	Très bien

Section de Pharmacie.

PREMIÈRE CLASSE.

NOM DES ÉLÈVES	CHIMIE.	ANNOT.	BOTANIQUE.	ANNOT.	PHYSIQUE.	ANNOT.	ANALYSE.	ANNOT.	PHARMACOLOGIE	ANNOT.	MAT. MÉDIC.	ANNOT	RÉSUMÉ.
Moham. Rabie	Définitions	très bien	Classification	bien	Atomes	médiocre	Analyse en général	bien	Emplâtres	bien	Cantharides	bien	Bien
Ahmed Joussef	Acide carboniq.	bien	Feuilles	bien	Chute des corps	médiocre	De l'eau	bien	Sucs	médiocre	Gomme	bien	Médiocre

7

DEUXIÈME CLASSE.

NOM DES ÉLÈVES.	CHIMIE.	ANNOT.	BOTANIQUE.	ANNOT.	PHYSIQUE.	ANNOT.	PHARMACOLOGIE.	ANNOT.	MATIÈRE MÉDICALE.	ANNOT.	RÉSUMÉ.
Ahssan-el-Charkari	Antimoine	très bien	Graines	bien	Dilatation	très bien	Sirops	bien	Gomme	bien	Bien
Ali Chalaby	Phosphore	très bien	Tiges	très bien	Tubes capillaires	bien	Porphyrisation	bien	Jalap	bien	Bien
Aphily Moustapha	Mercure	très bien	Séve des plantes	bien	Statique	bien	Extraits	bien	Camphre	bien	Bien
Ahmed Ali	Iode	très bien	Épines	très bien	Acoustique	bien	Extraits de quinquina	médiocre	Cannelle	bien	Bien
Refâat Aridi	Azote	bien	Tige et sa forme	bien	Pores	bien	Pulvérisation	médiocre	Thé	bien	Bien
Ibrahim Gallal	Oxigène	bien	Définitions	bien	Siphou	bien	Filtration	bien	Résine	bien	Bien

TROISIÈME CLASSE.

NOM DES ÉLÈVES.	CHIMIE.	ANNOT.	BOTANIQUE.	ANNOT.	PHYSIQUE.	ANNOT.	RÉSUMÉ.
Mohamed-el-Dini	Sels	très bien	Action de la lumière sur les plantes	très bien	Hydraulique	très bien	Très bien
Ali Mybahj	Acides	très bien	Bourgeons	bien	Tubes capillaires	très bien	Très bien
Ibrahim Ahssan	Acide nitrique	très bien	Nourriture des plantes	bien	Choc	très bien	Très bien
Selim Anéfy	Acide sulfurique	très bien	Fruits	très bien	Baromètre	très bien	Très bien
Mansour	Chlore et sa composition	très bien	Composition des plantes	bien	Dynamique	très bien	Très bien
Ismaël Abderhaman	Arsenic	très bien	Organes sexuels	très bien	Élasticité	bien	Très bien
Mohamed Behit	Soufre	bien	Carotte	bien	Rayons solaires	bien	Bien
Mohamed Ansy	Action des acides sur les métaux	très bien	Sécrétions	bien	Machines	très bien	Très bien
Ali Amrou	Fer	très bien	Oseilles	médiocre	Électricité	médiocre	Médiocre

QUATRIÈME CLASSE.

NOM DES ÉLÈVES.	CHIMIE.	ANNOT.	BOTANIQUE.	ANNOT.	PHYSIQUE.	ANNOT.	RÉSUMÉ.
Ali-Ali	Oxigène	très bien	Écorce	très bien	Pompes	très bien	Très bien
Mohamed et Zourcani	Hydrogène	très bien	Bois	bien	Choc	très bien	Très bien
Ahmet Abdallah	Carbone	très bien	Floraison	très bien	État des corps	très bien	Très bien
Saleh Ahssan	Phosphore	bien	Définitions	médiocre	Acoustique	bien	Bien
Joussef Soliman	Bore	assez bien	Semences	bien	Divisibilité	médiocre	Médiocre

CLASSE PRÉPARATOIRE

NOM DES ÉLÈVES.	CHIMIE.	ANNOT.	BOTANIQUE.	ANNOT.	PHYSIQUE.	ANNOT.	RÉSUMÉ.
Mohamed Galal	Soufre	très bien	Tige et ses divisions	très bien	Levier (sortes)	très bien	Très bien
Moustapha Merine	Oxigène	très bien	Organes et leurs espèces	très bien	Chute des corps	très bien	Très bien
Ismaël Ali	Hydrogène	très bien	Tissu vasculaire	très bien	Attraction	très bien	Très bien
Ahmed Raschidi	Chlore	très bien	Bourgeons	très bien	Statique	très bien	Très bien
Elmi	Air atmosphérique	bien	Influence de la végétation	très bien	Baromètre	très bien	Très bien
Bekir Kalil	Argent	bien	Racine et ses divisions	bien	Dilatation des corps	bien	Bien
Saïd Ibrahim	Cuivre	très bien	Divisions de la botanique	bien	Compressibilité	très bien	Très bien
Abd-el-Mouchin Ali	Fer	bien	Fleurs en général	bien	Balances	bien	Bien
Hussein-el-Zéné	Potasse	bien	Accroissement des dicotylédones	très bien	Hydrodynamique	très bien	Très bien
Mohamed-el-Soubky	Combinaisons	bien	Des feuilles	médiocre	Mouvement	très bien	Bien
Soliman Hedjazi	Carbone	bien	Accroissement des plantes dans les serres	très bien	Impénétrabilité	très bien	Très bien
Fagal Mohamed	Phosphore	très bien	Des fruits	très bien	Tube de sûreté	bien	Très bien
Ahmed Aden	Iode	très bien	De la reproduction	très bien	Élasticité	très bien	Très bien
Kalil Nabaraoui	Azote	très bien	Boutons	bien	Pompes	bien	Bien
Sebanick Ahmed	Platine	bien	Composition des feuilles	très bien	Baromètre	très bien	Très bien
Ali Ab-el-Ahmid	Plomb	bien	Organisation des tiges	très bien	Points d'appui	très bien	Très bien
Goumah Ali	Antimoine	bien	De l'ovaire	très bien	Tubes capillaires	très bien	Très bien
Ali Sélim	Zinc	médiocre	De la graine	mal	Hydrostatique	médiocre	Mal
Ahssan Hussein	Manganèse	bien	Différence entre les animaux et les végétaux	bien	Pendule	bien	Bien
Ibrahim Dabour	Or	bien	Carotte	bien	Dilatation	bien	Bien
Mohamed Osman	Bismuth	bien	Germinaison	bien	Porosité	très bien	Très bien
Ibrahim Osman	Mercure	mal	Calice	nul	Gazomètre	nul	Très mal
Moustapha Mahmoud	Cristallisation	bien	Étamines	bien	Vision	médiocre	Bien
Mohamed Saleky	Cyanogène	bien	Méthode de Jussieu	médiocre	Acoustique	médiocre	Médiocre
Mohamed Soliman	Bore	médiocre	Système de Linné	bien	Laiton	bien	Bien
Ahssan Gueraüli	Sels en général	bien	Maturité des fruits	bien	Compressibilité	bien	Bien
Ahmed Sebababou	Étain	nul	Transpiration	mal	De l'espace	nul	Très mal
Assein Ali	Platine	bien	Nutrition	bien	De la fontaine	bien	Bien
Ahmet Nabaraoui	Arsenic	bien	Cryptogames	bien	Dynamique	bien	Bien

PROCÈS-VERBAL DES EXAMENS GÉNÉRAUX DE L'ÉCOLE DE MÉDECINE DU CAIRE,

PENDANT L'ANNÉE SCOLAIRE 1263-64 (1847-48).

Les examens ont été fixés, par une lettre ministérielle, au 1er chaaban (12 juillet), et il y a été procédé en tout point, comme pour ceux de l'année précédente.

Le jury était composé de :

MM. Willemain, médecin sanitaire envoyé par le gouvernement français au Caire, président ;

Chedufeau, Espinasse, membres du conseil général de santé ;

Les professeurs titulaires de l'École ;

Lubbert, délégué du ministère de l'instruction publique.

COMPOSITION DES CLASSES.

SECTION DE MÉDECINE.		SECTION DE PHARMACIE.	
Première classe . . . . 23 élèves.		Première classe . . . . 6 élèves.	
Deuxième classe . . . . 27 —		Deuxième classe . . . . 10 —	
Troisième classe . . . . 13 —	83	Troisième classe . . . . 5 —	26
Quatrième classe. . . . . 20 —		Quatrième classe . . . . 5 —	

Section de médecine. 83

Section de pharmacie. 26

Classe préparatoire 38

Total général. 147

Les examens ont duré jusqu'au 7 de chaaban, et ont donné les résultats suivants :

Section de Médecine.

PREMIÈRE CLASSE.

NOM DES ÉLÈVES.	CHIRURGIE.	ANNOT.	OPÉRATIONS CHIRURGICALES.	ANNOT.	PATHOLOGIE INTERNE.	ANNOT.	OPHTHALMOLOG.	ANNOT.	MATIÈRE MÉDICALE.	ANNOT.	RÉSUMÉ.
Nass'r Ibrahim	Plaies en gén.	très bien	Amputations	très bien	Bronchite aiguë	très bien	Cataractes	très bien	Médicaments excitants	très bien	Très bien
Mohamed Barmacheti	Plaies d'armes à feu	très bien	Id. circulaires	très bien	Gastrite	très bien	Conjonctivite	très bien	Sulfate de zinc	bien	Bien
Ali Ismaël	Abcès	très bien	Ligat. des artères	très bien	Pneumonie	très bien	Trichiasis	bien	Gomme	bien	Bien
Mohamed Kataoui	Ulcères	bien	Fracture de la cuisse	très bien	Cystite	bien	Taie	médiocre	Tamarins	bien	Bien
Gouni Ohmar	Fracture du radius	très bien	Extirpation des testicules	très bien	Pleurésie	très bien	Glaucôme	très bien	Opium	bien	Très bien
Mohamed Uacouni	Fractures en général	bien	Calculs	bien	Entérite	bien	Kératite	bien	Guimauve	bien	Bien
Ahmed Ab-el-Nazi	Tumeurs	très bien	Extirpations	bien	Gastro-entérite	bien	Orgeolet	très bien	Lin	bien	Bien
Ali Ahssan	Luxations	bien	Amputation de l'avant-bras	bien	Glossite	bien	Ophthalmie	bien	Fortifiants	médiocre	Bien
Hussein Nass'r	Cancer	bien	Désarticulation	bien	Hépatite	bien	Opht. granul.	bien	Calomélas	bien	Bien
Moustapha Abou-Zéid	Abcès par congestion	très bien	Amputations	très bien	Laryngite	bien	Fistule lacrymale	très bien	Amidon	bien	Très bien
Ali Lakyn	Anévrismes	très bien	Ligatures	bien	Phréuite	bien	Opht. catarh.	bien	Calomélas	bien	Bien
Abdaïk Abdallah	Varices	bien	Extirpat. de l'œil	bien	Hydropisie	bien	Entropion	bien	Cannelle	bien	Bien
Ahmed Saïd	Abcès froids	bien	Calculs	bien	Dyssenterie	bien	Myopie	bien	Manne	médiocre	Bien
Ibrahim Seidi	Formation des calculs	bien	Réduction des fractures	bien	Stomatite	bien	Amaurose	médiocre	Thé	bien	Bien
Ahmed Mohamed	Tum. érectiles	bien	Lithotritie	médiocre	Phthisie	bien	Atrophie	médiocre	Camomille	bien	Bien
Mohamed Fiki	Tum. blanches	bien	Amp. de la jambe	bien	Péricardite	bien	Orgeolet	bien	Poivre cubèbe	médiocre	Bien
Sad'r Abdallah	Fistules lacrymales	bien	Tumeur squirrheuse	bien	Laryngite	bien	Hernie de l'iris	bien	Baume de copahu	médiocre	Bien
Rachin Farrag	Hémorrhoïdes	bien	Hydrocèle	médiocre	Gastralgie	médiocre	Trichiasis	bien	Ratanhia	bien	Médiocre
Moh' Guillemi	Cancer du rectum	bien	Extirpation des mamelles	bien	Arachnitis	bien	Staphylóme	médiocre	Mercure	médiocre	Médiocre
Mohamed Omar	Abcès	médiocre	Désart. par la méthode Choppart	médiocre	Rhumatismes	médiocre	Cataracte par abaissement	médiocre	Arsenic	médiocre	Médiocre
M. Raschidi	Nécrose	médiocre	Amp. des doigts	médiocre	Pleurodynie	médiocre	Hydrophthal.	médiocre	Sublimé	médiocre	Médiocre
Abd-el-Hussein	Carie	médiocre	Hydrocèle	bien	Gale	médiocre	Conjonctivite	médiocre	Soufre	bien	Médiocre
Mohamed Bonz	Plaies contus.	médiocre	Eléphantiasis op.	médiocre	Variole	médiocre	Myopie	médiocre	Goudron	bien	Médiocre

DEUXIÈME CLASSE.

NOM DES ÉLÈVES.	ANATOMIE DESCRIPTIVE.	ANNOT.	CHIRURGIE.	ANNOT.	PATHOLOGIE.	ANNOT.	HYGIÈNE.	ANNOT.	RÉSUMÉ.
Salem Salem	Le cerveau	très bien	Anévrismes	très bien	Pleurésie	très bien	Action de l'air sur le corps	très bien	Très bien
Mohamed Bad'r	Muscles du cou	très bien	Érysipèles	très bien	Péritonite	très bien	Aliments	très bien	Très bien
Kalil Ibrahim	Estomac	très bien	Tumeurs	bien	Hépatite	bien	Boissons	bien	Bien
Assaph Guirgues	Reins	très bien	Fistules	très bien	Fièvre scarlatine	très bien	Air atmosphé-rique	très bien	Très bien
Jacoub M.	Cœur	très bien	Fractures	très bien	Arachnitis	très bien	Ages	très bien	Très bien
Ahmed Ibrahim	Poumons	bien	Gangrène	très bien	Cystite	très bien	Lait	très bien	Très bien
Mohamed Chamy	Muscles de l'avant-bras	médiocre	Anthrax	bien	Gastrite	bien	Tempérament	bien	Bien
Mohamed Keriem	Foie	tres bien	Abcès du foie	bien	Néphrite	bien	Exercice	bien	Bien
Guinani Farrag	Muscles de la cuisse	mal	Fractures	bien	Entérite	bien	Habitations	bien	Bien
Ahmed Caramani	Artère humérale	médiocre	Fracture de l'hu-mérus	bien	Petite vérole	assez bien	Vêtements	assez bien	Médiocre
Mohamed Rayan	Aorte	très bien	Varices	bien	Phlébite	bien	Climats	médiocre	Bien
Ahssan Maugrebi	Rate	assez bien	Ulcères	assez bien	Bronchite	bien	Marais	médiocre	Médiocre
Ibrahim Chaby	Nerf optique	médiocre	Bec-de-lièvre	médiocre	Laryngite	bien	Hygiène	bien	Bien
Aoued Allah	Poumons	bien	Calculs	bien	Entérite	bien	Contagion	bien	Bien
Mohamed Manzala	Larynx	assez bien	Plaies	bien	Sciatique	bien	Hérédité	bien	Bien
Ioussef Charrof-el-Din	Artère iliaque	médiocre	Plaies en général	bien	Colite	bien	Bains	médiocre	Bien
Salouk Attia	Muscles de la jambe	bien	Plaies du pou-mon	bien	Gastro-entérite	bien	Saisons	bien	Bien
Ali Abder'Haman	Muscles du cou	bien	Hémorrhagie	bien	Hépatite	médiocre	Alim. féculents	bien	Bien
Mohamed Anafy	OEsophage	bien	Luxations	bien	Typhus	bien	Bains chauds	bien	Bien
Ahmed Kalil	Muscles abdominaux	bien	Squirrhe	bien	Vaccination	bien	De l'eau	bien	Bien
Sad Bad'r	Globe de l'œil	assez bien	Luxation de l'hu-mérus	assez bien	Gastrite	assez bien	Hôpitaux	bien	Médiocre
Mohamed Soubki	Muscles de la poitrine	mal	Plaies de la poi-trine	médiocre	Stomatite	bien	Aliments fibri-neux	bien	Bien
Mououad Moussé	Périnée	médiocre	Hernies.	assez bien	Gale	bien	Age de puberté	médiocre	Médiocre
Abd-el-Kader Salem	Artère axillaire	bien	Carie	médiocre	Otite	assez bien	Prisons	bien	Médiocre
Joussef Hamman	Muscles de l'omoplate	bien	Hémorrhoïdes	bien	Splénite	bien	Bains	bien	Bien

TROISIÈME CLASSE.

NOM DES ÉLÈVES.	ANATOMIE DESCRIPTIVE.	ANNOT.	CHIRURGIE.	ANNOT.	PHYSIOLOGIE.	ANNOT.	RÉSUMÉ.
Assan el Tarabouki	Nerfs	assez bien	Tumeurs	très bien	Digestion	très bien	Très bien
Hussein-el-Saragouli	Muscles de l'avant-bras	bien	Fistules	bien	Nutrition	bien	Bien
Moussé Mohamed	Muscles de l'humérus	bien	Tétanos	bien	Circulation	très bien	Bien
Mohamed Moustapha	Artère ophthalmique	très bien	Plaies et leurs espèces	très bien	Respiration	bien	Très bien
Mohamed Tal'ha	Aorte abdominale	bien	Abcès	bien	Sécrétions	bien	Bien
Bedri Assan	Articulation maxillaire	médiocre	Brûlures	bien	Absorption	médiocre	Médiocre
Assan-el-Elfi	Carotide	très bien	Gangrène	très bien	Sécrétion des larmes	très bien	Très bien
Ali Ismaël	Muscles de la cuisse	très bien	Hernies	très bien	Faim et soif	très bien	Très bien
Ismaël Ali	Aorte thoracique	très bien	Plaies	bien	Ouïe	bien	Bien
Bedaoui Arafi	Articulation humérale	bien	Hémorrhagies	mal	Vision	mal	Mal
Mohamed Joussef	Muscles du cou	très bien	Tétanos	médiocre	Sympathie	bien	Bien
Hussem Iid.	Globe de l'œil	mal	Érysipèle	bien	Sécrétions	bien	Médiocre

QUATRIÈME CLASSE.

NOM DES ÉLÈVES.	ANATOM. DESCRIPTIVE.	ANNOT.	ANATOMIE GÉNÉRALE.	ANNOT.	PETITE CHIRURGIE.	ANNOT.	BANDAGES.	ANNOT.	RÉSUMÉ.
Moustapha Meherem	Sphénoïde	très bien	Tissu cellulaire	très bien	Saignée en général	très bien	Bandage de la clavicule	très bien	Très bien
Hallal Mohamed	Occipital	très bien	Tissu graisseux	très bien	Accidents de la saignée	très bien	Id. unissant des plaies	bien	Très bien
Ismaël Ali	Estomac	bien	Tissu fibreux	bien	Saignée du pied	bien	Id. en croix p. les pieds	très bien	Très bien
Soliman Hedjazi.	Fémur	bien	Tissu nerveux	bien	Sangsues	bien	Id. id. en étrier	médiocre	Bien
Saïd Ibrahim	Os temporal	très bien	Tissu papillaire	très bien	Saignée	bien	Id. id. p. les mamelles	médiocre	Bien
Mohamed Raschidi	Os iliaque	très bien	Structure de la peau	très bien	Fonticule	très bien	Id. de la mâchoire	bien	Très bien
Bekir Kalil	Mâchoire inférieure	bien	Sang	bien	Ventouses	bien	Id. en spirale	médiocre	Bien
Kalil Nabaraoui	Côtes	très bien	Tissu cartilagineux	très bien	Séton	bien	Id. en croix des yeux	bien	Bien
Hamid Hammed	Os de l'omoplate	médiocre	Matière séreuse	médiocre	Saignée	mal	Id. du bras	bien	Médiocre
Hussein-el-Zédi	Description du foie	mal	Système glanduleux	mal	Acupuncture	médiocre	Id. de l'aine	mal	Mal
Assan Hussein	Colonne vertébrale	très bien	Artères	très bien	Moxas	très bien	Id. en croix de l'œil	bien	Très bien
Hussein Orpholi	Intestins	bien	Sang	bien	Sangsues	médiocre	Bonnet	bien	Bien
Mohamed Elmi	Genoux	très bien	Membrane muqueuse	très bien	Injections	très bien	Plumasseau	très bien	Très bien
Farrag Mohamed	Radius	bien	Système lymphatique	bien	Cataplasmes	bien	B. en spirale de la jambe	médiocre	Bien
Moustapha Mahmoud	Sacrum	bien	Artères	bien	Vésicatoires	médiocre	B. en croix du genou	médiocre	Bien
Assan Guérairli	Rotule	médiocre	Veines	médiocre	Frictions	médiocre	Carré plein de la tête	mal	Médiocre

Section de Pharmacie.

PREMIÈRE CLASSE.

NOM DES ÉLÈVES.	CHIMIE.	ANNOT.	BOTANIQUE.	ANNOT.	PHYSIQUE.	ANNOT.	PHARMACIE.	ANNOT.	MATIÈRE MÉDICALE.	ANNOT.	ANALYSE.	ANNOT.	RÉSUMÉ
Ahssan Cherkani	Acide sulfurique	bien	Suc végétal	bien	Siphon	bien	Extraits	bien	Tamarin	bien	Sel d'argent	bien	Bien
Ali Chalaby	Corps	bien	Racines	bien	Électricité	bien	Pulvérisation	bien	Café	bien	Arsenic	médiocre	Bien
Afifi Monstapha	Nomenclature chimique	bien	Feuilles	bien	Capillarité	bien	Emplâtres	bien	Calomélas	bien	Sel de cuivre	bien	Bien
Amel-Ali	Sels	bien	Tiges	bien	Poids	bien	Décoctions	bien	Camphre	bien	Mercure	médiocre	Bien
Refâat Aridi	Chlorure	bien	Feuilles	bien	Lumière	bien	Teintures	bien	Opium	bien	Sous-chlorure de soude	bien	Bien
Ibrahim Guebel	Oxigène	bien	Tiges	bi en	Dilatation	bien	Laudanum	bien	Manne	bien	Sel d'or	bien	Bien

DEUXIÈME CLASSE.

NOM DES ÉLÈVES.	CHIMIE.	ANNOT.	BOTANIQUE.	ANNOT.	PHYSIQUE.	ANNOT.	PHARMACIE.	ANNOT.	MATIÈRE MÉDICALE.	ANNOT.	RÉSUMÉ.
Mohamed Dyrah	Acides	très bien	Classific. de Linné	bien	Électricité	très bien	Sirops	très bien	Gomme	très bien	Très bien
Ali Mesbah	Potassium	très bien	Id. de Jussieu	très bien	Électricité	très bien	Extrait des huiles	très bien	Séné	très bien	Très bien
Ibrahim Amm	Phosphore	très bien	Fleurs	bien	Pesanteur	bien	Emplâtres	bien	Camphre	bien	Bien
Salem Anefi	Iode	très bien	Racines	très bien	Levier	très bien	Distillation	très bien	Rhubarbe	très bien	Très bien
Mohamed Séïdi	Soufre	très bien	Glande végétale	très bien	Son	très bien	Petit-lait	bien	Jalap	bien	Très bien
Ismaël Abder'Haman	Acide sulfurique	très bien	Circulation	bien	Machine pneumatique	très bien	Onguent	bien	Térébenthine	bien	Très bien
Joussef Couch'r	Acide carbonique	très bien	Fruits	très bien	Pompes	bien	Pulvérisation	bien	Sangdragon	bien	Très bien
Mohamed Bekit	Sel ammoniac	bien	Fécondation	bien	Étendue	bien	Extraits	bien	Gingembre	bien	Bien

TROISIÈME CLASSE.

NOM DES ÉLÈVES.	CHIMIE.	ANNOT.	PHYSIQUE.	ANNOT.	BOTANIQUE.	ANNOT.	RÉSUMÉ.
Aly Aly	Acide azotique	bien	Siphon	bien	Organes de la fécondation	bien	Bien
Mohamed Zourkani	Chlore	très bien	Équilibre	très bien	Bourgeons	très bien	Très bien
Ahmed Abd'Allah	Azote	bien	Chute des corps	bien	Sécrétions	bien	Bien
Soleh Ahmam	Acide nitrique	bien	Plan incliné	bien	Semences	bien	Bien
Ali Am'aou	Zinc	bien	Propriété des corps	bien	Organes de la génération	bien	Bien

QUATRIÈME CLASSE.

NOM DES ÉLÈVES.	CHIMIE.	ANNOT.	PHYSIQUE.	ANNOT.	BOTANIQUE.	ANNOT.	RÉSUMÉ.
Goumi Ali	Cyanogène	bien	État des corps	assez bien	Maturation	assez bien	Assez bien
Ahmed Ennani	Calcium	très bien	Tube de sûreté	bien	Corolle	très bien	Très bien
Ibrahim Dabbour	Mercure	très bien	Porosité	bien	Tissu cellulaire	bien	Bien
Osman Ibrahim	Cuivre	bien	Impénétrabilité	bien	Dicotylédones	bien	Bien
Mohamed Soliman	Antimoine	bien	Manomètre	bien	Définitions	bien	Bien

CLASSE PRÉPARATOIRE.

NOM DES ÉLÈVES.	CHIMIE.	ANNOT.	BOTANIQUE.	ANNOT.	PHYSIQUE.	ANNOT.	RÉSUMÉ.
Ali Abd-el-Hamid	Azote	très bien	De la séve	bien	Des liquides	bien	Bien
Sid Hamed Allah	Sels	très bien	Des feuilles	bien	Machine pneumatique	bien	Bien
Essan Mohamed	Alcalis	bien	Nutrition	très bien	Capillarité	très bien	Très bien
Mohamed Soliman	Potasse	très bien	Bourgeons	très bien	Étude de la physique	très bien	Très bien
Imran Katen	Oxigène	médiocre	Fruits	médiocre	Corps solides	bien	Médiocre
Mohamed Soleh	Phosphore	très bien	Semences	médiocre	Équilibre des liquides	très bien	Bien

NOM DES ÉLÈVES.	CHIMIE.	ANNOT.	BOTANIQUE.	ANNOT.	PHYSIQUE.	ANNOT.	RÉSUMÉ.
Ahssan Mekki	Iode	bien	Fleurs	bien	Chute des corps	médiocre	Bien
Osman Ibrahim	Chlore	bien	Fécondation	médiocre	Baromètre	médiocre	Médiocre
Esnaoui Robi	Azote	bien	Étamines	bien	Siphon	bien	Bien
Mohamed Sid Ahmed	Charbon	très bien	Tiges	bien	Aréomètre	très bien	Très bien
Inam Amar	Potassium	très bien	Glandes	bien	Porosité	bien	Bien
Ali Ayoul	Iodure de potassium	bien	Pollen	bien	Vents	bien	Bien
Mohamed Mahedin	Cyanogène	très bien	Transpiration	médiocre	Élasticité	bien	Bien
Mohamed Guiraïrli	Hydrogène	très bien	Collet	bien	Dilatation	bien	Bien
Assan Mesraïm	Plomb	bien	Racines	très bien	Poulies	très bien	Très bien
Moustapha Ali	Antimoine	bien	Tissu ligneux	médiocre	Étendue	médiocre	Médiocre
Bassan Ol du Hal	Acide nitrique	médiocre	Moelle	bien	Impénétrabilité	bien	Bien
Seleni Kalil	Calcium	très bien	Écorce	très bien	Divisibilité	très bien	Très bien
Ahmed Assan	Cuivre	bien	Poils	bien	Fusils à vents	très bien	Bien
Mohamed Gueldari	Zinc	bien	Floraison	bien	Pression	bien	Bien
Mohamed Maisour	Fer	très bien	Germinaison	bien	Plan incliné	bien	Bien
Mohamed-el-Gitani	Étain	bien	Ovaire	médiocre	État des corps	bien	Bien
Assan Guerbi	Antimonium	bien	Embryon	bien	Leviers	bien	Bien
Métaïti Mohamed	Hydrogène	médiocre	Écorce	médiocre	Corps	médiocre	Médiocre
Assan Kouni	Soufre	bien	Végétation	médiocre	Fontaines	bien	Bien
Joussef Kanan	Acide borique	très bien	Branches	bien	Mouvement	bien	Bien
Alaly Bagli	Acide sulfurique	très bien	Tige	bien	Dilatation	bien	Bien
Ahmet Fargoli	Bismuth	très bien	Maturité	très bien	Ballons	très bien	Très bien
Sid Moahmed	Argent	bien	Corolle	médiocre	Fontaines à pression	bien	Bien
Assan Baazli	Acide carbonique	très bien	Semence	bien	Immersion	bien	Bien
Ibrahim Daouad	Acide nitrique	bien	Racines	médiocre	Pendule	médiocre	Médiocre
Assan Hémily	Composition de l'eau	médiocre					
Assan Bergat	Combustion	bien	Définitions	bien	Pesanteur	bien	Bien
Assan Balisli	Nomenclature chimique	médiocre	Épines	bien	Leviers	bien	Bien
Assan Baïoumi	Acide arsenical	médiocre	Divisions	mal	Choc	mal	Mal
Ahmed Chaban	Plomb	mal	Pulpes	mal	Pendule	mal	Mal

TABLEAU DES CLINIQUES.

ANNÉES 1263-64 (1847-48).

CLINIQUE INTERNE.

	Nombre de malades.	Sortis ou guéris.	Morts.
Congestions cérébrales	89	79	10
Apoplexies	16	13	3
Encéphalites	60	52	8
Arachnitis	27	22	5
Érysipèles	43	43	»
Tétanos	6	5	1
Laryngites	33	33	»
Bronchites	544	512	32
Pneumonies.	44	34	10
Pleurésies	35	28	7
Palpitations	381	364	27
Glossites	2	2	»
Fièvres éphémères, embarras gastriques, etc., etc.	645	525	20
Gastrites aiguës et chroniques	1433	1420	13
Gastro-entérite aiguë et chronique.	1290	1175	115
Fièvres typhoïdes	204	178	26
Dyssenteries aiguës	284	231	54
Affections hémorrhoïdales	86	86	»
Péritonites aiguës	4	3	1
Hépatites aiguës.	108	101	7
Néphrites	11	10	1
Cystites	24	22	2
Rhumatisme articulaire et musculaire	221	221	»
Névralgies	2	2	»
Angine	9	5	4
Hydropisies ascites.	51	24	17
Orchite	9	9	»
Rougeole.	5	5	»
A reporter.	5676	5319	357

	Nombre de malades.	Sortis ou guéris.	Morts.
Report.	5676	5319	357
Variole	16	16	»
Zona	34	34	»
Coryza	28	28	»
Inflammation de l'urètre	12	12	»
Diverses	183	183	»
Total général.	5949	5592	357

(*Voir l'observation n° 1.*)

CLINIQUE OPHTHALMOLOGIQUE.

	Nombre de malades.	Sortis ou guéris.	Morts.
Conjonctivites simples	26	26	»
Ophthalmies purulentes.	505	505	»
Ophthalmies scrofuleuses	81	81	»
Trichiasis. — Ptérygion	241	241	»
Kératite	179	179	»
Amauroses	31	31	»
Staphylôme.	17	17	»
Taches sur la cornée	97	97	»
Granulation des paupières	69	69	»
Ophthalmies vénériennes.	9	9	»
Ophthalmie palpébrale	40	40	»
Ophthalmie catarrhale	450	450	»
Cécité pour diverses causes.	25	25	»
Ophthalmie rhumatismale	6	6	»
Nuages	55	55	»
Injection des vaisseaux	10	10	»
Faiblesse de la vue	5	5	»
Total général.	1846	1846	»

(*Voir observation n° 2.*)

CLINIQUE CHIRURGICALE.

	Nombre de malades.	Sortis ou guéris.	Morts.
Abcès phlegmoneux	286	284	2
Gangrène	22	20	2
Panaris	26	26	»
Abcès symptomatiques	43	43	»
Abcès froids	8	8	»
Tumeurs fibreuses	15	14	1
Tumeurs scrofuleuses	21	19	2
Loupes	3	3	»
Lipômes	21	21	»
Hydropisie du genou	6	6	»
Hygroma	17	17	»
Arthrite du genou	1	»	1
Contusions légères	222	222	»
Contusions avec plaies	260	258	2
Plaies par instruments tranchants	155	154	1
Fistules à l'anus	163	163	»
Ulcères atoniques	226	225	1
Cancers	25	24	1
Brûlures	27	27	»
Fractures	99	99	»
Luxations	8	8	»
Nécroses	22	21	1
Carie des os de la face	60	58	2
Polypes des fosses nasales	3	3	»
Grenouillettes	5	5	»
Hernies inguinales étranglées	6	5	1
Hernie ombilicale	1	1	»
Hydrocèles	154	154	»
Calculs vésicaux	189	175	14
Calculs arrêtés au canal de l'urètre	6	6	»
Fistules urinaires	48	48	»
Tumeurs hémorrhoïdales	98	97	1
Varices aux jambes	13	13	»
Dragonneau	1	1	»
Plaies par armes à feu	5	5	»
A reporter.	2263	2231	32

	Nombre de malades.	Sortis ou guéris.	Morts.
Report.	2263	2263	32
Plaies par piqûres	2	2	»
Plaie avec perte de substance	1	1	»
Exostoses	4	4	»
Sarcocèles	7	7	»
Tumeurs érectiles.	3	3	»
Catarrhe de la vessie.	26	26	»
Adénites.	24	24	»
Kystes	3	3	»
Anévrisme traumatique.	1	1	»
Anthrax.	31	31	»
Lèpre.	1	1	»
Éléphantiasis du scrotum	2	2	»
Rétention d'urine.	1	1	»
Incontinence d'urine.	3	3	»
Engorgement des testicules.	7	7	»
Chute du rectum	5	»	5
Phlébite.	3	4	»
Total général.	**2387**	**2350**	**37**

(*Voir ci-après l'observation n° 3.*)

CLINIQUE DES MALADIES VÉNÉRIENNES.

	Nombre de malades.	Sortis ou guéris.	Morts.
Chancres primitifs	350	350	»
Phymosis.	2	2 .	»
Bubons	160	160	»
Chancres à la bouche	35	35	»
Chancres à l'anus	20	20	»
Ulcères vénériens sur les différentes parties du corps.	906	906	»
Syphilides	411	411	»
Douleurs rhumatismales	182	182	»
Erysipèles.	33	33	»
Dartres.	209	209	»
A reporter.	2308	2308	»

	Nombre de malades.	Sortis ou guéris.	Morts.
Report. . . .	2308	2308	»
Teignes.	862	862	»
Pustules vénériennes	197	197	»
Rhagades.	267	267	»
Excroissances vénériennes	90	90	»
Blennorrhagies.	95	95	»
Douleurs ostéocopes	177	177	»
Ulcères phagédéniques	131	131	»
Dartres rongeantes.	32	32	»
Gales	955	955	»
Perte du voile du palais	20	20	»
Total général. . . .	5134	5136	»

(*Voir l'observation n° 4*).

OBSERVATION N° 1.

Les maladies dominantes ont été des irritations des muqueuses. C'est pendant le printemps et l'automne qu'elles se sont présentées; c'est durant l'été que se sont montrées les hépatites et les dyssenteries, et pendant l'automne et l'hiver qu'ont eu lieu les bronchites, les pleurésies et les affections rhumatismales; dans le courant d'octobre, on a observé des fièvres intermittentes.

La plupart des malades présentant des affections aiguës provenaient des ouvriers employés au barrage. On voit que sur 5949 malades il n'en est mort que 357. De ce nombre, plusieurs sont entrés à une époque très avancée de la maladie; quelques uns sont morts peu d'heures après leur arrivée, et d'autres le second ou le troisième jour.

Phthisie. — La phthisie pulmonaire est excessivement rare chez les indigènes. Les Nègres, les Abyssins, nés dans des climats très chauds, supportent difficilement celui de l'Égypte, qui est beaucoup plus tempéré. Tandis qu'au contraire, les Européens, les Asiatiques qui ont des dispositions à cette maladie ou chez qui elle existe déjà, mais à un degré peu avancé, s'en préservent ou en guérissent en venant habiter la vallée du Nil.

Hépatite. — L'hépatite, qui est surtout fort commune dans la haute Égypte, passe souvent à la suppuration, et il n'est pas rare de voir les abcès du foie se terminer par la guérison.

Fièvres typhoïdes. — Les affections typhoïdes sont beaucoup plus rares en Égypte qu'en Europe, et présentent en général beaucoup moins d'intensité.

Palpitations de cœur. — La maladie désignée sous le nom de palpitation de cœur, si commune en Égypte, n'est point en réalité une affection de l'organe principal de la circulation : c'est le symptôme d'un état anémique. Aux très fortes palpitations et à une grande fréquence du pouls se joint un abattement absolu des forces ; la peau a une teinte jaune et terreuse ; les gencives, la langue, les lèvres sont décolorées ; le moindre mouvement occasionne des essoufflements. Lorsque la maladie fait des progrès, il survient de la céphalalgie, du tintement d'oreilles, du météorisme du bas-ventre, particulièrement de la région épigastrique. Les membres inférieurs finissent pas s'infiltrer. Les malades qui sont dans cet état guérissent difficilement, et la maladie persiste quelquefois plusieurs années. De nombreuses autopses nous ont montré les artères et les veines presque vides, le sang que contenait ces vaisseaux, fluide et séreux. Les médecins de l'Égypte ont tenté plusieurs méthodes de traitement qui ont donné peu de résultats favorables. Le repos et un bon régime produisent à la longue une amélioration, mais le plus souvent les symptômes reparaissent dès que les individus rentrent dans les conditions habituelles. C'est surtout parmi les jeunes militaires et les ouvriers des fabriques que cette affection est commune.

Bronchite. — La bronchite est une affection très commune en Égypte ; elle présente parfois beaucoup d'intensité, et passe souvent à l'état chronique. Les malades ont de la suffocation, une toux opiniâtre, qui se complique souvent d'accès d'asthme. Ces inflammations de la muqueuse ne se propagent jamais au parenchyme des poumons, et jamais, non plus, à l'autopsie, nous n'avons trouvé de tubercules. Cette circonstance peut contribuer à éclairer un point de doctrine relatif aux maladies des organes respiratoires.

Gastrite. — Les irritations des muqueuses de l'appareil digestif forment la grande majorité des affections qui ont été traitées dans les salles de la clinique interne. Cela tient à la nature du climat, et notamment à l'effet des transitions brusques du chaud au froid.

Néphrite. — Quoique les maladies de l'appareil urinaire ne figurent pas en très grand nombre sur le tableau des cliniques (ce qui provient de ce que les malades traités à Koserléin sont presque tous de jeunes militaires ou des élèves des écoles), nous devons dire que la néphrite calculeuse est très commune. Chez presque tous les cadavres on rencontre des traces d'irritation des reins, et la présence de graviers dans le bassinet, les uretères et la vessie. On a vu, du reste, que les calculs urinaires figurent dans la clinique chirurgicale pour une très grande proportion.

Pleurésie. — On ne trouve dans le tableau des cliniques qu'une très petite proportion d'inflammations aiguës de la plèvre et du parenchyme pulmonaire. En général, ces affections ont peu d'intensité. Les causes qui produisent ces maladies dans les climats froids agissent ordinairement ici sur les muqueuses digestives.

Hydropisies ascites. — L'hydropisie ascite est assez fréquente, et presque toujours elle est la conséquence des gastro-entérites chroniques. Elle a rarement son siége primitif sur la membrane péritonéale, les phlegmasies des séreuses étant elles-mêmes très rares.

Fièvres intermittentes. — Les fièvres intermittentes se manifestent après l'inondation, lors du retrait des eaux. Très communes dans la basse Égypte, à Alexandrie, Rosette, Damiette, et sur les bords des lacs, où elles prennent souvent le caractère pernicieux, elles le sont beaucoup moins dans la moyenne Égypte, et ne s'observent que très rarement encore dans la haute Égypte.

Rhumatismes. — Le rhumatisme des muscles et des articulations a lieu surtout en hiver, après l'inondation ; il présente beaucoup moins d'intensité qu'en Europe, et est ordinairement dépourvu de complications.

On ne voit point figurer dans les cliniques le rhumatisme goutteux ; c'est qu'en effet, cette affection est très rare : on ne l'observe que chez les Turcs ou les Européens qui s'adonnent à la bonne chère, et encore présente-t-elle des symptômes beaucoup moins graves qu'en Europe.

Scrofules. — L'état de misère et de malpropreté dans lequel vivent les habitants, et le peu de soins que l'on donne aux enfants, sembleraient faire penser que les scrofules et le rachitisme dussent être très fréquents : c'est le contraire qui a lieu. Les engorgements scrofuleux ne sont pas très rares, il est vrai; mais les rachitiques sont en si petit nombre, que dans la ville du Caire, qui a une population de près de 300,000 âmes, on ne compterait pas 100 bossus.

Rougeole. — La rougeole se présente ordinairement sous une forme bénigne.

La coqueluche, habituellement rare, a régné cette année à l'état épidémique.

Enfin le croup, cette maladie si fréquente et si terrible chez les enfants, sévit rarement; on n'en compte que quelques cas dans la basse Égypte, et particulièrement sur le littoral.

Anévrismes. — L'anévrisme spontané du cœur et des artères est extrêmement rare en Égypte.

OBSERVATION N° 2.

Amauroses. — Les altérations si nombreuses du globe de l'œil et des paupières sont presque toujours les suites de l'ophthalmie endémique : l'amaurose et la cataracte elle-même en sont souvent la conséquence.

OBSERVATION Nᵒ 3.

Sur 2,387 malades traités, 37 seulement sont morts. Ce résultat pourrait paraître extraordinaire, incroyable même, comparé à la mortalité qui a lieu dans les hôpitaux des autres pays. On le doit surtout à la nature du climat, qui est très favorable à la guérison des plaies, et à la constitution des sujets, qui sont en général doués de peu de susceptibilité nerveuse, et qui se sou- mettent sans crainte aux opérations les plus graves.

Hydrocèles. — Deux ans ont amené 154 individus atteints d'hydrocèle de la tunique vaginale ; ce qui indique que cette maladie est très fréquente en Égypte. Cette fréquence a pour cau es la largeur des vêtements, qui ne sou- tiennent pas le scrotum ; l'habitude presque générale de monter à cheval ou à âne, et surtout, à notre avis, les ablutions d'eau froide que les musulmans sont tenus de faire plusieurs fois par jour, ce qui, en supprimant la transpi- ration des téguments des bourses, la répercute sur la membrane séreuse. La méthode de traitement suivie est l'injection faite avec la teinture d'iode affaiblie.

Tumeurs hémorrhoïdales. — Les phlegmasies si communes du gros intestin expliquent la fréquence des tumeurs hémorrhoïdales, qui sont traitées avec succès par la cautérisation avec le nitrate d'argent.

Tétanos. — Bien que le climat de l'Égypte semble disposer les blessés au tétanos, néanmoins c'est un accident très rare chez les indigènes. C'est presque toujours chez des étrangers qu'on l'observe, ce qui explique suffisamment la fréquence de cette complication chez les blessés de l'expédition française, dont de nombreux exemples sont consignés dans la relation du baron Larrey.

Calculs. — 89 calculeux sont entrés, en deux ans, à la clinique chirurgi- cale ; 2 seulement présentaient les conditions favorables pour être soumis avec succès à la lithotritie. Ils avaient pour la plupart des calculs volumineux et des catarrhes de la vessie ; ils ont été presque tous opérés par la méthode raphéale. 17 ont succombé.

Hernie inguinale. — Bien que la hernie soit une infirmité très commune chez les Égyptiens, et que la plupart de ceux qui en sont atteints ne portent pas de bandages, l'étranglement est très rare, au point qu'il ne s'en présente dans les hôpitaux que deux ou trois cas par an. Nous croyons pouvoir attribuer cette circontance au peu de rigidité que présentent les tissus, ce qui permet presque toujours au malade de réduire lui-même les viscères déplacés.

Dragonneau. — Ces entozoaires ne se rencontrent que chez les Nègres, les Abyssins, les habitants de la haute Nubie, ceux de l'Hedjaz et du Yemen, ou chez les personnes qui ont séjourné dans ces contrées.

Cancers. — Les dégénérescences cancéreuses sont très rares chez les indigènes. Le petit nombre de cas que l'on observe se rencontrent généralement chez les étrangers. Les cancers du sein et de l'utérus, si communs en Europe, sont presque inconnus chez les femmes égyptiennes.

Sarcocèles. — Les dégénérescences cancéreuses du testicule ne sont pas, à beaucoup près, en proportion avec les tumeurs éléphantiaques du scrotum, les hydrocèles, l'engorgement simple, etc.

OBSERVATION N° 4.

Blennorrhagies. — On remarquera combien peu sont nombreux, dans ce pays, les écoulements de l'urètre, relativement aux autres symptômes syphilitiques.

Lèpre. — La lèpre tuberculeuse, dite lèpre des Arabes, est très commune en Égypte. De nombreuses expériences ont été faites sur le traitement de cette affection. Les différentes médications préconisées ont produit quelquefois de l'amélioration, mais jamais de guérison complète. L'insuffisance de l'art a du moins servi à constater que cette cruelle maladie n'est pas toujours héréditaire, et qu'elle ne se transmet pas par voie de contagion.

L'École de médecine du Caire, toujours au courant de toutes les découvertes que fait la science en Europe, n'a pas tardé à expérimenter l'action de l'éther sur des malades qui devaient subir des opérations douloureuses. A peine l'instrument propre à éthériser fut-il arrivé de Paris, qu'il fut mis en usage à l'hôpital de Koserléin. Clot-Bey fit les expériences suivantes :

1° Le nommé Hamed-el-Kouli, âgé de soixante ans, et atteint d'une tumeur cancéreuse qui avait envahi le globe de l'œil, la paupière et une partie de la face du côté droit, fut éthérisé. En cinq minutes il fut endormi; quelques minutes suffirent pour extirper le cancer, et après le pansement le malade fut remis au lit sans s'être éveillé.

2° La deuxième opération fut faite immédiatement après la précédente, sur un Syrien âgé de cinquante ans, nommé Mikaël Bodros, venu au Caire pour chercher les secours de l'art. Il avait également une tumeur cancéreuse de l'œil et des paupières, qui s'étendait sur le nez et les joues ; la maladie avait envahi les os. Trois minutes suffirent pour l'éthériser, et le docteur Clot-Bey ayant préalablement circonscrit la tumeur par des incisions, enleva les paupières et le globe de l'œil ; puis, ayant retranché tous les tissus malades, il porta le fer incandescent sur les os qui avaient subi de l'altération.

Cette opération est certainement une des plus graves de la chirurgie ; le malade n'a pas manifesté la plus légère souffrance, ce qu'il a déclaré en s'éveillant quatre minutes après l'opération.

3° Un jeune homme de seize ans, nommé Mohamed Arnaout, fut également soumis à l'action de l'éther. En trois minutes, il se trouva dans une complète immobilité. Le docteur Franc lui fit alors la section du tendon d'Achille, et le malade, revenu à lui-même, assura n'avoir ressenti aucune douleur.

4° Un Turc octogénaire, qui avait une pierre dans la vessie, fut soumis à l'action de l'éther pendant deux minutes et demie, au bout desquelles il ne donna plus aucun signe de sensibilité. Le docteur Clot-Bey procéda tout de suite à l'opération de la taille raphéale. Il retira un calcul volumineux du poids de 30 drachmes, un autre de moindre grosseur dont une face était concave et l'autre convexe, laquelle s'adaptait parfaitement à la superficie de la grande pierre. L'opération à peine terminée, le malade reprit ses sens. Interrogé sur ce qu'il avait éprouvé, il dit avoir perçu, mais sans douleur, quelques sensations au périnée, dont il ne pouvait se rendre compte.

5" Le nommé Moussa, âgé de vingt-cinq ans environ, ayant également une pierre dans la vessie, fut éthérisé en trois minutes. Un calcul du poids de 18 drachmes fut extrait par le docteur Clot-Bey. L'opéré revint bientôt à lui-même, et quand on l'interrogea sur ce qu'il avait éprouvé, il répondit avoir rêvé qu'on lui faisait l'opération de la pierre, mais sans ressentir aucune douleur ; au point qu'il demanda s'il était bien vrai qu'on lui eût extrait son calcul.

6° Un autre individu, atteint également de la pierre, fut éthérisé en deux minutes, et l'extraction du calcul fut faite par Clot-Bey, d'après le procédé de l'incision en un seul temps. A la vue du calcul qu'on lui montra, le malade refusait encore de croire à l'opération qu'il avait subie, tant avait été complète l'insensibilité.

7° Un homme de cinquante ans environ avait, depuis plusieurs années, un cancer qui occupait la partie droite de la face, et qui intéressait les tissus de la joue, des paupières, de l'œil, du nez et la lèvre supérieure du même côté. On lui fit respirer l'éther pendant trois minutes, afin de rendre l'insensibilité plus complète. Ce résultat obtenu, le docteur Clot-Bey circonscrivit tous les tissus malades, les extirpa, ainsi que le globe de l'œil, appliqua le fer incandescent sur presque toute la superficie de la plaie. Il est à remarquer que le patient, qui pendant toute l'opération se lamentait, faisait de notables efforts musculaires et paraissait souffrir beaucoup, assura, après le pansement, ne garder aucun souvenir de ce qui s'était passé.

8° Un autre sujet, âgé de vingt ans, présentait un ostéosarcome sur l'arcade alvéolaire gauche de la mâchoire inférieure. La tumeur occupait l'espace situé entre la deuxième dent molaire et la première incisive. Deux minutes suffirent pour l'éthériser. Après avoir arraché deux dents, l'opérateur, faisant agir la scie à chaînette perpendiculairement, et donnant à l'instrument une direction d'abord oblique, ensuite horizontale, termina au côté opposé, comme il avait commencé, et la tumeur osseuse se trouva complétement enlevée par un seul trait de scie. Le malade ne donna pas le moindre signe de souffrance, et resta parfaitement impassible pendant l'opération, qui dura cinq minutes.

Les faits qui viennent d'être cités prouvent d'une manière irrécusable les heureux effets de l'éthérisation. Nous devons déclarer pourtant que, dans plusieurs circonstances, des individus se sont montrés réfractaires à l'action de l'éther, bien que les précautions les plus minutieuses sur la quantité du fluide et le mode d'emploi eussent été prises et l'épreuve prolongée jusqu'à vingt minutes. Il est à remarquer que ces individus étaient adonnés à l'usage du haschis et autres narcotiques.

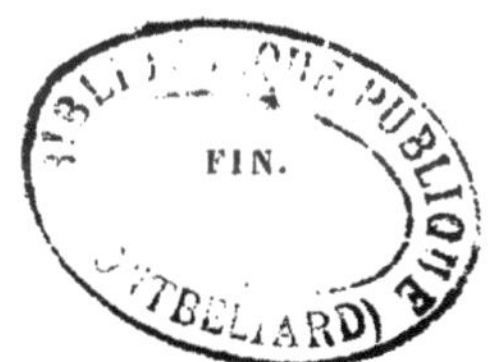

TABLE.

PREMIÈRE PARTIE.

ORGANISATION DE L'ÉCOLE DE MÉDECINE.

DEUXIÈME PARTIE.

ÉCOLE D'ACCOUCHEMENT.

TROISIÈME PARTIE.

SERVICE MÉDICAL.

QUATRIÈME PARTIE.

RAPPORT DU PROFESSEUR LALLEMAND.

NOTES.

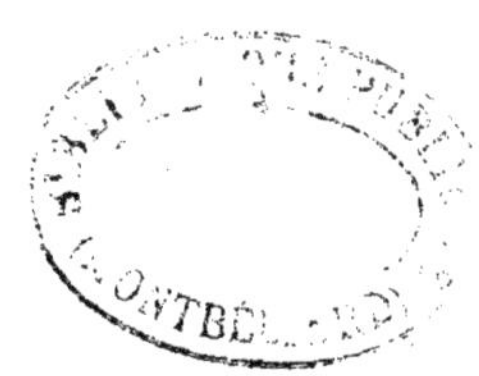

Ouvrages du même Auteur.

APERÇU GÉNÉRAL

SUR L'ÉGYPTE

2 BEAUX VOL. IN-8" SUR PAPIER GLACÉ,

ORNÉS D'UN PORTRAIT DE MÉHÉMET-ALI ET DE 17 CARTES ET PLANS COLORIÉS

Prix : 16 fr.

DE LA PESTE

OBSERVÉE EN ÉGYPTE ;

RECHERCHES ET CONSIDÉRATIONS SUR CETTE MALADIE.

UN VOLUME IN-8" SUR PAPIER GLACÉ.

Prix : 6 fr.

Paris. — Imprimerie de L. MARTINET, rue et hôtel Mignon, 2.

9 782016 180730